増補

射こまれた矢

能登恵美子 遺稿集

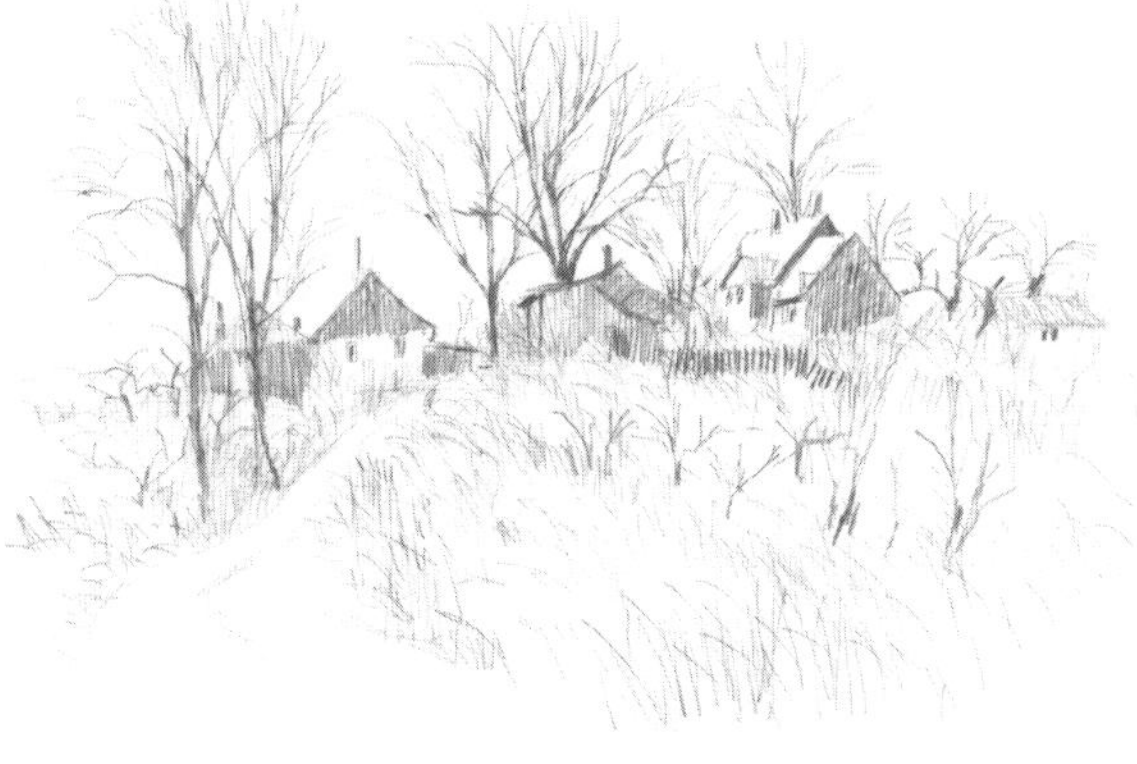

装丁　安野光雅

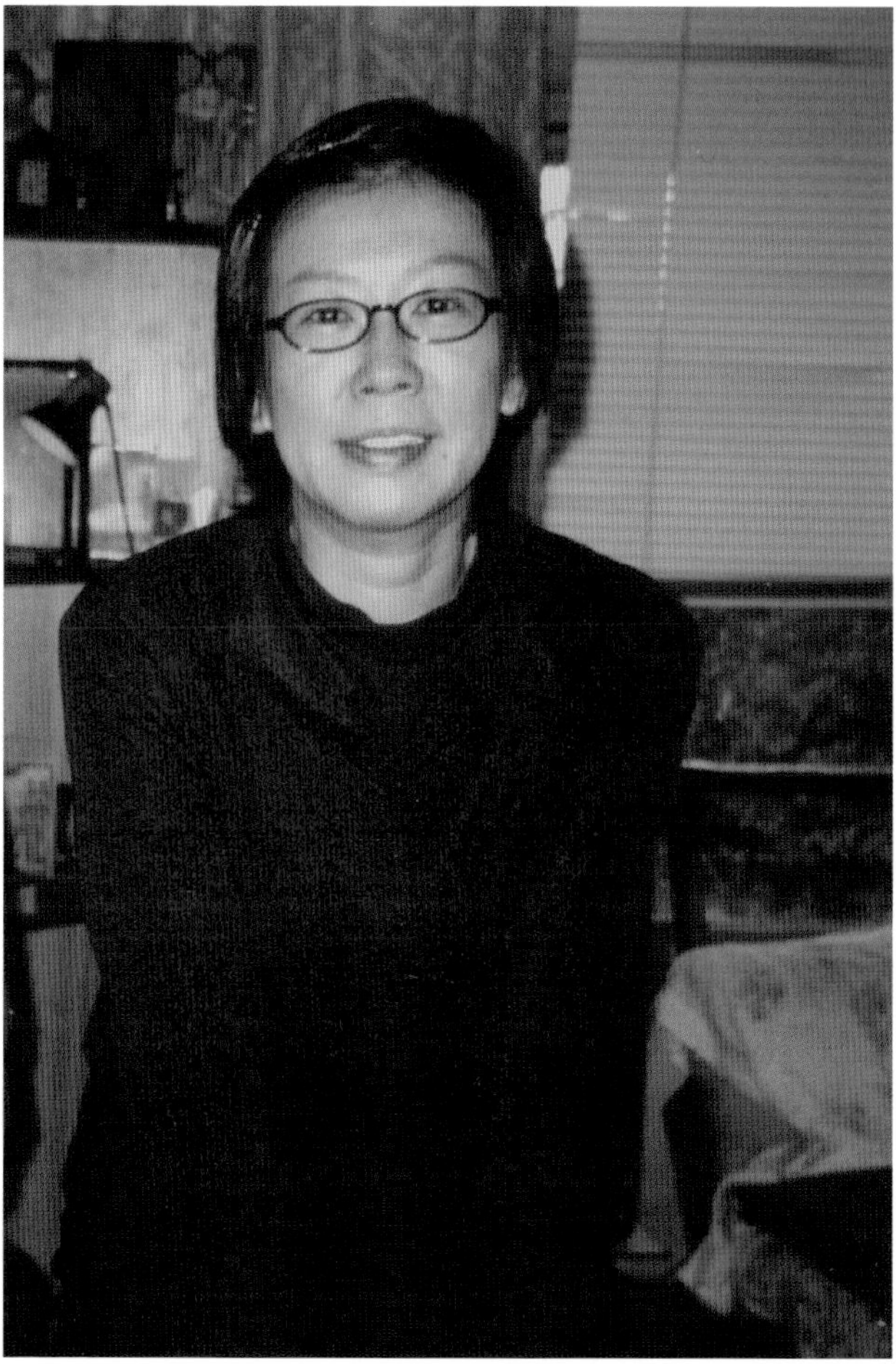

1990年頃

目次

追悼・能登恵美子

あとがき

能登恵美子さん

鶴見俊輔

皓星社が『ハンセン病文学全集』をすすめたとき、編集者として京都の私の家に見えた。そのときの能登さんの、この仕事に打ち込む姿が、私のなかにある。

ハンセン病はなおらないという伝説の中にまだ生きていた。薬ができて、なおるようになっていたのに、何百年も語り伝えられる偏見は、たやすく打ち砕かれない。いったん患者として扱われた人は、根拠のない偏見の中に閉じ込められて、長く生きることになる。

ハンセン病のことに打ちこむ人は、矢を射こまれたようにこのことに打ちこむ。英国から熊本に来て、全財産をこのことに投じ、生涯を捧げたリデルがおそらく最初の人で、その後、日本人からそういう個人が現れた。能登さんは、そういう人の一人だ。

この矢を抜いてくれと叫びたいときはあっただろう。しかし、矢を抜いてもらわない生涯を生きた。ハンセン病患者（じつはもう患者ではなくなった人をふくめて）の遺稿を求めて療養所を訪れ、手書き原稿をさがし、長年にわたる努力を続けた。途中、病気にかかって中断を強いられたが、社長や同僚のあたたかいまなざしに助けられて、職場に復帰し、仕事を続けた。

途中、予期しないものに出会った。それは、かつてここで暮らしていたこどもの綴り方である。今は老人ばかりになったハンセン病療養所に、かつては、つれてこられたこどもたちがいて、園内を駆けまわっていた時代があった。

そのこどもは、あるいは、今の老人の昔の姿だったかもしれない。

病室　　中三　青木茂美

病室に入るとどこかで
鶯の声が
だれかが笛でも吹いた様に鳴いた
静かな病室の室にも

明るい暖かい春がしのびよっている
私は冷えびえとした病室にたゝずみ
じっと父を見守った
父はいたむ手に
ぎっしりとホータイをまいている
ベッドにねたまゝ私を眺めて微笑んだ
きっと私の元気な姿が
父にとってはうれしかったでしょう
父は病む
やわらかい光が
ベッドを照らして居た
静かな朝だった

「愛生」昭和二十六年五月号

これらの姿がかなたに消える。しかし、これらの姿があったということは、失われることはない。そのために能登恵美子は働き、そのことを書きとめた。

二〇一一年九月十五日

はっきりとした目的を持った人

加賀乙彦

地味な服装で目立たない人。どちらかというと無口なほうだった。でも、必要なときにははっきりと物を言い、膨大な資料を集めて、それを綺麗に整理していて、こちらが仕事をしやすいようにしてくれた。

能登恵美子さんは、元ハンセン病の人々のために働くという、はっきりとした目的を持っていたと思う。私はその熱情に感応して『ハンセン病文学全集』の小説の部に入れる作品を選ぶ仕事を進めることができたと思う。

『全集』は四人の編集委員がそれぞれ得意の分野を担当して作られた。私が小説、鶴見俊輔さんが記録や随筆や児童の文章、大谷藤郎さんが評論、大岡信さんが詩や短歌や俳句を受け持った。二〇〇二年から編集をはじめ、全十巻が完成した。編集のあいだ、編集委員のそばにいて、全集をまとめていくのは大変な労力と忍耐が必要だったと思う。それを熱心に働き詰めた能登さんの努力は見事であった。もちろん、皓星社の藤巻修一社長さんの支えも大変だったと思う。小さな出版社としては大出版であったろう。藤巻さんは損得よりも、人権侵害に苦しんでいた元ハンセン病の人々のためにたたかう使命感で頑張っていた。

能登さんが選んで、コピーしてくれた小説のなかから、さらに全集に乗せる価値のある作品を選びだすのが私の仕事であった。これはなかなか気力のいる読書だった。と、同時に療養所という閉じられた空間で、行われた患者蔑視の非人間的な職員の行為に、驚き続けた毎日だった。戦前の官憲のおぞましい行為、戦争末期の飢えと乱暴な軍国主義の横行、戦後の民主主義の時代に、プロミンという特効薬で一九五〇年ごろには、ほとんどの患者が無菌化している、つまり完治しているときにあえて、「らい予防法」を法制化した政治家たちの時代錯誤な迫害などを、これらの小説は如実に描いていた。そういう戦後民主主義の暗い面を、この『全集』ははっきりと暴き出してくれるだろうという希望が私を元気づけてくれた。そういう意味では、私を編集委員に選んでくれた、藤巻さんや能登さんに心から感謝したものだった。

能登さんが、全国のハンセン病療養所を訪れ、多くは自費出版等のため図書館では見つからない本に目を通して、山のような文献を収集してくれなかったら、この『全集』は成り立たなかったと思う。能登さんが『全集』資料の収集の合間にみずから編集発行人となった二〇〇一年八月の小雑誌「みみずく通信」をよんでみると、その十五年ぐらい前から、『全集』出版の夢を能登さんと元患者さんたちが語り合っていたことがわかる。実に長い間の文献集めの努力であった。そして、夢は実現していったのだ。

能登さんはうつ病で入院した。そのときに見舞いに行ったところ、外出中とのことで、会えなかった。一度退院してから、また発病して入院となり、それで回復して退院したときに、突然、手紙が来た。それは二〇〇五年の三月のことで、入院中の苦しみが綴ってあった。

私も、妻が急死したり、自分自身が心臓病になって失神し、緊急入院したところ、心房粗動という病気で手術をし、しかもペースメーカーという鉄製の心臓律動調整機を胸に植えこむ手術をして、病院通いの日常生活をしているうち、能登さんの訃報を知ったのだった。

藤巻さんは、能登さんの命日までに彼女の文章をまとめて出版したいと言われる。この文章はあわてて書いたもので、お恥ずかしい序文になってしまった。能登さんとは、療養所でガリ版や手書きで残された文学のなかにいい作品があるようだから、私が選んで『全集』の補巻にしようという約束をしていたのだが、今となっては、それもできなくなった。残念である。

能登恵美子さん、どうか安らかにお眠りください。そして、あなたが全精力を傾けた『全集』は、かならず後世に残ります。安心してください。

二〇一二年一月十日

射こまれた矢

タイムカプセルに乗った書籍

日本経済評論社の『評論』第71号（一九八九年八月）に掲載された。続く「本！　この生命あるもの（K）」の筆者は、同社社長栗原哲也さんである。

つい最近、ある本を読んでいて気になることがあった。その本は、偏見と差別をテーマとして、被爆朝鮮人の問題について論じており「唯一の被爆国日本」の欺瞞性を追及する優れた本である。

けれど、たった一言がどうしても気になるのだ。その一言とは、この本の中で紹介されている韓国原爆被爆者援護協会設立期成会の趣意文にあるくだりだ。

「――原子病などで生じた奇形児などをあたかもライ病患者のように取り扱い――」。

設立趣意文を述べた人も、この本を書いた人も被爆した人たちの現場に触れ、痛みや苦しみ、悲しみをだれよりも共感している人だと思う。

少数者であり弱者である、原爆被爆者のなかでもさらに少数者であり弱者である朝鮮人被爆者とともに闘おうとする立場を明確にしているこの本の中の趣意文のあたりを、何回も注意ぶかく読み返した。だが、このくだりについての著者のコメントは一言もなかった。私は小さな出版社につとめている。その出版社は、ライ患者（ハンセン病）の人達の作品を出版するおそらく日本で唯一の専門出版社だ。

療養所の中にはたくさんの作家、評論家、詩人、歌人、俳人たちがいる。かつて、ある歌人は「およそ都市でも農村でも、人口千以下の地域に、このような大量の詩人（小説・詩・短歌・俳句の作者を総合して言う）が密集しているところが、どこにあるだろうか。かつて私は、草津（ハンセン病療養所栗生楽泉園）は詩の都であり、詩の拠点であると言ったことがあるが、日本はおろか世界のどこにもこのような土地はないと思う。その原因は、言うまでもなく『らい』の運命を負うて数十年の苦悩を耐え忍んできた人々の不撓不屈の精神が詩に結晶したものである」と書いている。

ハンセン病は慢性伝染病で伝染率はきわめて低い。しかし、おこる病状のため嫌われ、不当な差別を受けてきた。その歴史は重い。くわしく書く紙面の余裕はないが、それを助長し決定的なものにしたのが、明治四十二年以来の国家の強制隔離絶滅政策だった。

在日の評論家で「シアレヒム（一粒の力）」を主宰する鄭敬《チョンギョン》謨《モ》は療養所の出版記念会で

挨拶して「私がここにまいりまして、特に感じることは、ある一人の日本人が生れた。気がついてみるとハンセン病にかかっていた。けっして自分の責任ではないわけです。しかし、日本の社会はその人たちをどのように遇してきたか。(略)どういうふうな生き方がもっとも価値ある生き方であろうか、そのひとつとして、自分の罪でないことで、罪を問われていられる人たち、その人たちと苦しみを共にする、という生き方であろうと私は思います」といった。

ずいぶん道徳の教科書みたいないいかただなぁーと思うけれど、人が自分の責任のとりようもないことで責任をとらされるような社会は変えていかなければならないし、その最たるものが差別問題だということはふかく共感できる。

そのような意味で、本来ともに闘っていかなければならない者どうしの無神経な一言は、被差別の中の差別を生み出してゆくのではないだろうか。こういうことに触れると私は迷路にはまったような気がしてさびしく悲しい。ハンセン病の強制隔離絶滅政策で、乳飲み子を背負って農作業をしていた若い母親を、うむもいわさず畑からつれさり、孤島にある国立療養所に収容する、その人権を無視したできごとと被爆朝鮮人が、味わされた悲しみ、痛みという点は、かわりはないのではないだろうか。つねに弱い者に向けられてくるしわよせの鉾先は、もっと大きなニセモノに、むかわなければならない。

いまハンセン病患者（患者といってもハンセン病そのものは治っていて、後遺症や社会的偏見、強制隔離によって生活基盤を破壊され社会復帰ができない人たち）の数は全国十三カ所の療養所で七千人をきった。平均年齢は六十八歳、新患者の発生はほとんどないから、あと二十年ないし三十年すると日本からハンセン病は消滅するだろう。強制隔離絶滅という基本的な考え方は何ひとつ改まらないまま戦後、改訂された「らい予防法」という重しをもったまま。

そして「らい予防法」は「エイズ予防法」に引き継がれていく。そのような意味でハンセン病問題は何ひとつ解決されていない。解決のないまま消滅される問題は形を変えてまた現われてくるのだ。

ある人が、私のつとめている出版社の出版物を化石といった。いろいろな意味にとれるけれど、出版社が成り立ってゆくということから考えれば確かに売れない。売れる本ではない。

先日、あるところで取次の重役の人に会うことがあった。私がそこに伺った時には皆さんもうホロ酔いかげんだった。たまたま翌週から地方の書店へ営業に出ることになっていて、そのことをすこし話したら、「ようし、俺にまかせろ」といってくれた。そこで私はニコニコして、売れないハンセン病の本を十三冊、リュックサックにしょって新幹線に乗った。何十冊かは返条付きで面倒をみてくれたが、やはり何百冊は無理だった。やっぱりズルはできないのだ。営業はむずかしい――。

返品は確かに怖い。やっと作りあげた本がヒモでぐるぐる巻きにされて、そのヒモのくい込んだ本を見ると胸が痛む。どうして返ってきちゃうのかな。けれど本を断裁したり始末したりすることから考えるとずっといい。ハンセン病の人たちの生きた証明のものだからだ。

確かに売れない本だけれど、本のはたす役割ということから考えると先にいわれた化石という言葉は悲しい。

たとえ現時点で多数の読者に求められなくても、確実に少数の読者の手に渡って欲しい。ハードとしての本の寿命は百年二百年いやもっともっと長い。そしてまた十年、三十年先の未来に必ず存在する少数の読者の手に渡ることを思う。

私はハンセン病の人たちの書きつづるものを、化石として誰かが発掘するまで眠らせてしまうのはいやだ。確実に存在を信じる、未来の読者にも手渡すためのタイムカプセルとして、形にすることも、ひとつの使命だと思っている。

それにしても、同時代のたくさんの読者（確実に買ってくれる読者）が欲しい。

本！　この生命あるもの

心だけではなく身体も青年だったころ、私は出版社の一営業マンだった。数多くの書店もまわったけれど、銀行や会社に直接顔を出すこともあった。何年かするうち、一歩足をふみ込めば、それが商売になるかならないかを感じとれるようにもなった。永い時間相手をしてくれても、それが商売になるとは限らない。ただの暇つぶしみたいな場合も沢山あった。小バカにされたような、おちょくられたような気分を何度も味わって、みてくれだけは大人になってしまった。営業マンにとっての喜びは、何と言っても自分の作った本が売れる瞬間だ。そんなことはごくごく少なく、くやしさだけを今も胸に積みあげている。

極小K出版に勤めるA子は、聡明でよく働く娘さんだ。奇妙な縁で時々会うが、自分で手がける本についての自信と誇りは並たいていではない。ケチをつけようものなら謝るまで許してくれない。そんなA子が好きだ。

そのA子から聞いた夏の夜の物語。

七月の末の暑い夜、A子は所用あって某小出版を訪ねた。そこには大取次の重役さんがいらっしゃった。お酒造《みき》もすこし入っていたらしい。

話は深更に及んではずんだ。A子がどんな本を作っているかを知り、なおかつそれはあまり売れていないことを承知した重役さんは「オレにまかせろ」と胸をたたいた。まかせろ！　と言っているのは、ただのハンパな人じゃない。大取次の重役だ。A子はいっぺんで頭に血が上ってしまった。重役さんも、そこで話題を変えたかったのかも知れないが、口が言うことをきかなかった。「買って欲しい数だけ書き込んで納品書をもってこい」と続けた。いくら人のいいA子でもそれはおかしいと思って口ごもる。

「でも――……」

「何を考えてるんだ。返品しなきゃいいんだろ、返品を。どこでも売れなかったら瀬戸内海にでもどこにでも放り込んでナ、一冊も返品のねえようにしてやる。」

A子はわけのわからぬまま帰宅。その晩は深酒と重役さんの毒気にあてられて倒れ込んでしまった。

人の親切はうれしい。こちらが苦しんでいるときのそれはもっとうれしい。A子が喜び勇んで新幹線に乗ったのは当然である。

私はA子が旅先で商売になったかどうかは別として、重役さんの「本を海に放り込む」発言が気になった。本を作り、流通させていただき、読者に手渡してもらう。これが出版界の基本ルートだ。流通の首ねっこを握る取次人が何のゆえにか「海に放り込む」などと言ってしまっていいのだろうか。

Ｋ社を極小と言うが、その私もそうなのだ。極小がイヤミなら小と言いなおそう。その小出版社における一点一点の書籍は、編集者と著者とが永い年月あたためあって出来てくるものだ。重役はいいことを言っていた。「本！　それは生命あるもの」（影書房刊）本当にそうだと思う。目にみえることだけを考えてみても本には沢山の生命がかかわっている。材料にしろ人にしろ。まして書かれた内容は専門であれ一般であれ、人の魂にかかわることになるのだ。

私たちは、不幸にして本を断裁することがある。税金のため、倉庫容量のため、見積りちがいのため……理由はいろいろある。でも、決して棄てるために作ったのではない。棄てる現場に立ち合ったことがあるか。引取りにきたクズ紙屋も積み込む出版社の者も、誰もが沈黙しているのだ。編集者は自分の企画の悪さを、営業マンは売ることの出来なかった自分の腕の悪さをそれぞれにかみしめて作業するのだ。

新刊が出来る。配本日が決る。そんなとき、小出版社の全員が、返品の少ないことを祈っているのだ。取次は本の流通について大きな力をもっている。取次のあり様についてのあれこれは今は言うまい。私たちは本の適正な配本を取次に期待しても、海だとか沼だとかに放り込んで金だけくれなどと思ったことは一度もない。一人でも多くの読者に買ってもらい、それで生きて行こうとしているのだ。くり返す。棄てるために作ってはいない。（K）

隔離の園の子供たち
――ハンセン病患者児童の作品を読む

井上光晴の個人誌『兄弟』第2号（一九八九年十月）に掲載された。『兄弟』は井上の死によって二号で廃刊になり、本稿は未完となった。

1

この稿を、非常に個人的なことから書き始めるのは、私があまり頭で考えて理解するタイプではなく、実感したことしかわからない人間だからだ。

現在、ハンセン病の国立療養所は十三ヵ所あり、患者数も七千人余りになり、平均年齢も六十六歳を超えた。私がハンセン病について考えるようになったのははじめから問題の意味を理解したからというようなわけではなく、療養所に大切な友人が何人もできたからに他ならない。

昭和六十二年年八月二日、私が勤務する皓星社から刊行された『トラジの詩《うた》』（在日韓国・朝鮮人ハンセン病患者作品集）の出版記念会に出席するため草津にある栗生楽泉園《くりうらくせんえん》に向かった。同じく記念会に出席する作家の李恢成《イフェソン》さんや李丞玉《イスンオク》さんら在日文芸誌「民涛《みんとう》」のメンバー、そして詩人の村松武司さんらも一緒だった。

草津の町はずれにある楽泉園の福祉会館で出版記念会は始まった。その会場で『トラジの詩』の作者の方々に会ったのが、私とハンセン病との出会いだった。

作者の一人、金末子《キムマルチャ》さんは、大好きな日本酒でほっぺをまっ赤にしながら首をかしげ、耳を前の方につき出して話を聞く。末子さんは全盲だ。村松武司さんは末子さんを「童女のような人」と評している。末子さんの詩の一節。

「三十年前／見た目が懐しい／今日が終る／夕陽に影をおとす／向日葵の／でっかい顔／そして高い背／あおい芝畳がだんだん黒くなっていく」

「私の故郷　いい想い出／静かな田舎の風景／いくら良くて愛していても／遠い古里　韓国／自分で忘れて　日本人と一緒になって／大きな顔して／笑って話して／それでも時々韓国人／油一滴水の上でまん丸く固まっている／寒い風　冷たい水の上が身を滲みる」

『トラジの詩』の中には、ふるさとをなつかしく恋うる文章がたくさんある。何度も何度もふるさとが出てくる。

ふるさとがない。地図にあっても、国があっても今は行けない。行ってもむかえてもらえない。こういう痛みを、私は末子さんと出会わなければ、会って話をしなければ、自分のこととして考えることはなかっただろう。そういうことを私は今まで感じたことがない。家族についても、ことさら考えたことがない。あたりまえのように家族がいて、帰りたいと思えば帰り、行きたいと思えばどこでも行ける。まずこのことがショックだった。

通信にて苦労して学びし朝鮮語の点字もようやく舌になじみぬ

金夏日《キムハイル》さんは、点字を舌で読む。ハンセン病は知覚がマヒする。それはとくに、指、手などに顕著だから通常のやり方では点字は読めない。夏日さんはヨダレを流しながら、舌で点字を読む。ある時、夢中になりすぎて舌から血が流れていたこともあったそうだ。壮絶だと思った。そして舌読で祖国のことを知る。

話は前後するが、この出版記念会から十ヵ月後、『トラジの詩』の中の著者、朴湘錫《パクサンソク》さんから、東京に出てゆく用事があるという旨の手紙をもらった。当日、上野駅まで迎えに出た。朴さんは奥さんと韓国へしばらく里帰りするため、東京都出入国管理事務所（入管）

にビザを取りに行くための東京行きだった。平日の午前中に行ったのに、あふれるばかりの外国人がいた。ずいぶんと待たされてから、ようやく窓口に呼ばれた。

朴さんは手足が悪い。窓口の女の人は、指紋をと言った。が朴さんには指紋が取れる指がない。その時、朴さんは、私は身体障害者だから指紋を取らなくてもいいはずなのだと言い、窓口の女の人から上司へそのことが伝えられても、やはり同じことを言わなければならなかった。

私は朴さんに、どうしてあげたらいいのかわからなくて、ただ朴さんと二人でポツンと待合ベンチにかけているだけだった。

しばらくすると、私一人呼ばれて、朴さんの病名や、現在住んでいる療養所について聞かれた。私はこれは何なんだろうと考えこんでしまった。そして、一人でベンチで待っている心配そうな朴さんを見た。

はじめて「出入国管理法」、「指紋押なつの問題」そして「偏見」ということ、そしてそして、今までに何回もこういう思いをしてきたであろう朴さんのことを思った。

この『トラジの詩』の出版記念会の時に会の進行役をやっていたのが谺雄二《こだまゆうじ》さんだった。詩人の谺さんは、自らを旅人だからと言う。

「でもボクはあきらめない／〝ふるさと〟を探しあてたい！／いわれのない偏見・差別に耐えすぎた／チチハハの墓をあばいて／ボクはその死を、せめてこの手に／もういちどとりかえし／ゆさぶり起して、鬼にしたい」

「みるがいい／いまも祖国を犯す意図と／そこに繋がる徒者《ただもの》の眼とが／ライ病む者にふるさとを失わさせ／それらはまた自らの闇をふかめることで／ライ病む者の本名をも削りとらせてやまぬ／こんにち医学はライを治癒させている／だのになぜボクたちは／日本山脈の奥処　この熊笹の尾根に／ひっそりと身をひそめねばならぬのか／まして死してなお行方をしらず／いつの日鎮《しず》まるあてもなく／さまよい傷みつづける／ライの死たちよ！／／夜はまだ明けぬ／ああ　夜はまだ明けぬ」

（『ライは長い旅だから』詩・谺雄二　写真・趙根在　昭和五十六年　皓星社）

それ以来、私は谺さんとお酒を飲むのが好きで、年中楽泉園に行きたがっている。谺さんは、しょうがないなぁ、という口調で、

「この病気は、うつりたくたってうつらないんだぞ。アラレ（谺さんは、あるマンガの主人公に私がそっくりだという）みたいのを境界人ていうんだよ。つまりハンセン病についていえば、自分たちの生きている現実社会と、隔離されている患者の世界を比べてみて、

どちらが人間として真実なのか迷うような風潮が、今あるからだ」と言う。私は「そおーぉ」としか言えない。

私は、その〝境界〟というものを考えると悲しくなってしまう。どんなに世の中が変っても、私は絶対、こちらがわの人間なのだ。そして冴さんの詩にもある「ライ病む者にふるさとを失わさせ／それらはまた自らの闇をふかめる」がわの人間なのだ。

神谷美恵子さんが、ハンセン病の人達に初めて出会ったときに「どうして私ではなくあなたたちが――」と思ったとあるが、どうも私にはそんなにきれいに言えない。

今、全国十三ヵ所ある療養所の入所者の平均年齢は六十六歳だそうだ。新発者もいない。今、確実に強制的に隔離された人々は老いている。あと何十年かすれば、強制隔離を実行したこちらがわの人間達の思いどおりに、日本からハンセン病は消えるだろう。そして人々の記憶からも消えてゆくだろう。冴さんが叫んでいる「夜はまだ明けぬ」という状態が、もしこんな終わり方をしてしまったらと思うとたまらない気持ちになる。

2

昭和六十三年四月、栗生楽泉園の自治会長藤田三四郎さん、副会長の田中梅吉さんと、新幹線で岡山に向かった。二人は全国のハンセン病療養所の自治会で組織されている全患協の支部長会議に出席する目的で、国立療養所邑久光明園《おくこうみょうえん》に向かうためであり、私は仕事で長島愛生園に向かうためだった。二つの園は、岡山から車で一時間程の虫明《むしあけ》という小さな漁村の対岸にある長島という島にある。車で一時間といっても、それは現在のことで、この立地は開園当事は隔離するのに適した不便な場所を理由に選ばれたのだ。

私の仕事というのは、ハンセン病の天才歌人といわれた明石海人《あかしかいじん》の全集を編集するための取材だった。明石海人の全集は、昭和十六年改造社から出版されているが、海人が皇室をうやまう気持ちの厚い人であったことがことさら協調されてしまい、作品の改変すらあることがわかった。しかし、そうした面も含めて、ありのままの海人の作品をでき得る限りナマの資料に当たり、まとめるというのが私達の方針だった。

同じ島の二つの園、邑久光明園で藤田さん達は会議をし、私は長島愛生園の「愛生」の編集部で資料整理をした。「愛生」誌は、昭和六年創刊の入園者の機関誌でかつて誌面は園当局が検閲していたりしたが、現在は全面的に入園者が編集している。

現在の編集者は双見美智子、和公梵字、森茂雄さんらだ。

とにかく通いつめる私を、忙しい中イヤな顔一つせず編集部の机を提供してくれた。双見さんは、私に、どんなところでもエンドウ豆のように、落ちたところで芽を出しツルを這わせて実を結びたいと、よく語っていた。長い取材の中で双見さんの言った言葉は何度も頭の中で甦った。和公さんは、一度声を失くしている。

声ほしき願い一とすじ夜のいとど

ハンセン病の症状に、声帯に結節ができることがある。その状態が続くと、呼吸が困難になり気管切開ということになることがある。海人も失明し、声を失い気管切開をした。がその中でも指で宙に文字を書き、筆記させた執念の人である。その後、和公さんは特効薬プロミンのおかげで三年後に声を取りもどしている。和公さんは俳人で、いつも俳句手帳を持ち歩き、句が浮かぶと手帳に書きこんでいた。神谷書庫（神谷美恵子さんのご遺族からの寄附で建てられた書庫）の管理もなさっており、私が資料を見たいと言うと、とびきりステキな笑顔で、カギ束をジャラジャラいわせながら、神谷書庫へよくつきあってもらった。森さんは元職員で、退職されたあとも、愛生園へ通って、「愛生」の編集をされている方だ。

私が「愛生」編集部について一番驚いたことは、海人の資料が「愛生」誌の他、相当量の生原稿類がキチンと整理保存されていたことだ。

『いのちの初夜』の北条民雄は、東京の多磨全生園の作家だが、私達は北条の作品は活字になったものでしか見ることはできない。『定本北条民雄全集』（東京創元社）には昭和五十五年の再版にあたって新しく二篇の作品が収録されている。これは北条の死後、園当局から返却を条件に川端康成に貸出されたものを、川端が返却しなかったために川端家に保存され、現在原稿で読むことができるが、この二篇以外の遺稿は散逸し、あるいは処分され永久に失われてしまったのだ。

その二篇に副えられていた全生園の検閲官の添状には、「慎重なる検閲の結果只今御手許へ御送附申上候二篇は本院の統制上之が発表せらるるは甚だ面白からざる事と存ぜられ候。実は故北条民雄の旧友よりの懇望も有之一応右の二篇の遺稿を御送附申上候条何卒御高覧の上は御迷惑ながら御返却被下度伏御依頼申上候」とある。

こうしたことから、私達は、海人の場合も生原稿が残っているとは予想せず生前発表した「愛生」を中心とする雑誌が基礎とならざるをえないと考えていたのである。

海人の生原稿が生残った事情を、「愛生」編集部の双見さんがこう書き送ってくれた。

「愛生園には、神谷書庫と名づけられた小さな建物があります。ここは私たちの資料庫なのです。そこには、編集部の先人、秋山老人が誰かの死亡か転宅があれば、早速フゴ（藁製のモッコ）を持って出かけて、捨てられた紙屑の中から、らいに関わる資料の執念に近い拾集のお蔭で、書庫の基礎になっている蔵書が、茶箱に十数杯も集められていたのです（全国療養所の機関誌、らいの文献、論文の抜き刷等）。

加えて、後に入部した私達がまた同類で、園の建物の引越があると聞けば、早速小型トラックを動員して、ゴミ捨て場へ急行、目ぼしい物を拾い集めて来ました。入所者でなければ意義を見出せない紙屑の諸々です。書庫には、それらを総て、分類整理して納められています」

書庫の中には、海人の書き残した万葉の写しも、推敲のあとのある詩稿も歌稿も、スケッチ風な素描も殆んど完全な形で残されています。それは、海人の最期を看とった某が、彼の遺品を整理したあと、それら海人の所産を長島短歌会に移管したからです。

らい参考館（昔は恩賜道場と呼んだ）を、戦後、修練道場から園の文化遺産の陳列所として管理することになり、短歌会の棚には海人遺稿も並べられて、自由に見る事ができました。が、建物の雨漏りなどによる補修のためにと、いつの間にか棚からはずされていました。

或る日、編集部であれはどうなったかと話題になって、記念館まで出かけて見たのです。館の東の入口の土間に、りんご箱に入れられて、俳句会や詩話会の蔵書と共に積み上げてありました。同じ場所には、入所者の焼いた愛生焼なども数多くあったはずなのですけれど、それらは四散してしまっていて、遺稿は紙屑なみに人の注意を引くこともなく、ひっそりと箱に入って、そこにあったのです。

今、それらは、分類整理して書庫に保管されています」

私は、幸運な経路をたどって、奇跡的に残った原稿を複写し、「愛生」を読んだ。そして、夜になると園のそこかしこに友達のいる栗生楽泉園自治会長藤田さんの後について、ごちそうになって歩いた。その時の、ドンブリに山盛り出された瀬戸内のシャコのおいしかったことは忘れられない。

愛生園には、五月に再び藤田さんと訪れることになった。この時は、田中さんは用事があって藤田さんの一人旅の正式な付き添いということで、自治会に旅費を出してもらっての「官費旅行」だった。

旅行の目的は、昭和五年に国立療養所第一号として愛生園が開園して以来五十八年目に島に橋が架けられたその記念式典だった。隔離のために、島を選んで建てられた園に橋がかかったのである。天気もよくて、橋の渡り初めに藤田さんが「橋を渡らずに逝ってしまった療友たちと渡るんだ」と言った言葉が耳に残っている。

この時も私は時間を見つけて、「愛生」の編集部に入りびたった。

明石海人は昭和七年に入園し、入園の頃は精神に支障をきたしていたが、昭和八年六月頃からようやく落ち着き創作活動を開始している、したがって、海人が創作活動をしたのは、この頃から十四年に死亡するまでのわずか七年間だ。発表誌も「愛生」「水甕」「日本歌人」「日本詩壇」など数誌に限られている。そしてもちろん発表点数は「愛生」が最も多く、それをさらに推敲したり改作したり、あるいはそのまま他誌に転載することが多かったと推定された。だから、「愛生」誌を精読することが、最も基礎的で大事な仕事だった。

ところが、読み続けているうちに、最初は意識しなかった児童文芸欄が、目にとまるようになった。気になって再び創刊号から見直してみると、創刊号に一篇、第二号に少年短歌として五首、四号には「愛生学園欄」として綴方、詩、童謡などの作品が掲載されていた。四号にはこんな綴方がのっていた。

「僕が愛生園にきた時」

西見　秀雄

僕がある日あそんでゐると、おまはりさんが僕に夕方おばあさんとけいさつにこいと云はれたから行くと、病院に行きなさいと云はれました。行くのはいやでしたが、しかたがないので、お父さんにつれられて汽車に乗りました。虫明についたとき、僕はどこに病院があるのですと、お父さんにきいたら「あそこに舟がくるだらうあれにのつて長島にゆくのだ」と、おつしやつた。僕は舟にのるのが初めてなので僕はうれしかつた。それから長島につくとみんなしらない人ばかりで恐しかつたが、林先生がニコニコしながら僕のかたをたたいて石川さんのところへつれていつて下さつた。お父さんが僕のことを石川さんによくたのんで下さつた。お父さんと別れるとき僕はかなしくてたまりませんでした。それからベッドの上にすはつてゐると、林先生が子供を二人つれてきて「この子が三郎君で、この子が金ちゃんだ、これから仲よくくらすんだよ。」とおしへてくださつた。友達もだんだんふえてみんなが僕をすこしもきらはずに親切にして下さるので、僕はうれしくてうれしくてなりません。ここはきれいなほんとにい丶ところだなと思ふとうれしくてなりません。

「愛生」昭和八年八月二十八日号第四号

この頃の「愛生」誌を読むことは、海人の作品をもれなく収集することと同時に、海人やその周辺の生活ぶりを知るうえでもとても大切なことだと思ったが、実際「愛生」誌の中の作品で、どういう生活をし、ハンセン病の人達が何を感じたかということをリアルに感じさせてくれたのが、子供達の書いた文章だった。

子供達の書いた綴り方には感傷的な言葉が少なく、日常的な具体的なできごとをとらえているためだと思うが、読む私としても毎号が楽しみになった。

右にのせた綴方に、

「夕方おばあさんと…中略…病院にゆきなさいと云はれました。行くのはいやでしたが」

とあるように、ある日突然、おまわりさんが強制的に愛生園に子供であるということもかまわず、親元をはなして島に収容させるという、強制隔離の実態が、淡々と述べられている。しかし、また彼はこうも書いている。

「友達もだんだん…中略…僕をすこしもきらはずに親切にして下さるので、僕はうれしくてうれしくてなりません。」

作者の子供は、いつも差別される側で生きてきたのだと思う。収容されたら、みな患者仲間だからきらわれないからうれしいと言う言葉はあまりにも胸がつまる。

私にこの綴方は、ハンセン病についてのどんな解説や評論集を読むことよりももっと生まなましく、人が人を差別することや、人が人の環境を定めることのごうまんさを感じさせた。考えてみれば、今、療養所の中に子供の姿はない。入園者の平均年齢は六十六歳になった。若い患者の新発生もない。しかし、三十年前までは確かに子供達がいたのだ。園の中を歩いても行交う人はまれだけど、かつてはこの園の中を走り回ったり遊んだりした存在があったのだ。そうした存在が忘れさられてはならない。

3

長島から帰って、時間を見つけては東村山にある多磨全生園のハンセン病図書館に通った。

この図書館は、入園者の山下道輔さんが一人で管理している。山下さんは、草津の谺さんの親友だ。図書館には全国の療養所の機関誌をはじめ、入園者の詩集・歌集や句集などの作品集、自治会史などがキチンと整理されている。山下さんはいう。

「この図書館が建つ随分前のことだが、ここで北条民雄が療養していたんだ。この場所は広い園内でも『山の手』だったんだ。北条の書斎なんかがあったりしてね。北条は園内でも破格の扱いを受けていたんだ。

だけどその北条にしても、死後遺稿は散逸してしまったんだね。だから僕たちの手で資料は収集、管理しなければならないんだ」

療養所の子供達の作品を、調べて紹介したいという、私の計画に山下さんは、自分のことのように親身に協力してくれた。コピーを取りたい資料がかなりあったが、園内は広く、図書館に一番近くコピー機が有るのは、歩いて五分位かかる自治会室だった。

「重いだろう。じぶんもコピーしたいものがあるから」

とたびたび自転車で自治会室まで資料を運んで頂いた。自治会室に向う道すがら、「何をコピーするのですか」とたずねると、大きなカバンの中から取り出して見せてくれたのは、エイズに関する新聞の切り抜きだった。

「拡大コピーしてね（入園者は目の悪い人が多い）、資料として整理しておくんだ。能登さん、『らい予防法』って知っているでしょう」

山下さんはニッコリ笑いながら穏やかに言う。私は小さくうなずく。何回か見たことはあるけれど、本当はよく知らない。

「どうも『エイズ予防法』ってのはきなくさい。『らい予防法』とそっくりなんだよ」

私はびっくりする。

「えっ、また強制隔離するんですか」

「そうなっちゃ、いけないと思うよ。だいたい『エイズ予防法』が浮んでくる下地に『らい予防法』があると思うんだよ。それで資料を必要とする人達のために今から集めておこうと思ってね」

山下さんが図書館の仕事をするきっかけになったのは、自治会の文化部にいたからだ。全生園の六十周年の記念事業として、自治会で患者の作品を組織的に収集することになり、山下さんはその担当者として、資料の収集から、図書館建設のために都の補助金を取るための交渉などに奔走した。そして、図書館が出来てからも独学で資料整理の方法を勉強し今日の図書館をつくりあげた。

私が、調べるにあたって、山下さんは『山桜』（現『多磨』）の総目録を出してきてくれた。中を開けるとすべて手書きで、発行年月、目次が記されている。これを創刊から現在まで何十年分、たったひとりでつくりあげたのだ。

その上、創刊号などのように、大正八年当時のことなのでガリ版刷りのうえ紙質も悪くボロボロになってしまっているので、閲覧用に手書きで写し取っているものさえある。コピーもない時代の仕事だが、コピー機が一般的になった今でも僅かな運営予算では、コピー機も入れられず、相変わらず山下さんの労力が主流だ。

ある訪問日は、あいにくの大雨だった。私はこんな大雨の中、山下さんに図書館まで来てもらうのは申し訳ないと思いながら、ハンセン病図書室に向うと、山下さんはもう来て開けて待っていてくれた。

十一時位だったろうか、園内放送で「今日は雨の中ですが、売店で焼きそばを販売します」という案内が有った。園内には、各家にスピーカーが備えられていて、園のニュース

や急な呼出しなどが流される。山下さんは、

「能登さん、食堂で昼食を食べるのは時間がかかって大変だろう。雨もふっているし、おひるは焼きそばを買って来てやるよ」

と言って出ていった。三十分位して戻ってきて、「おなかすいただろう。焼きそばは人気があるのか、混んでいてね」と、つつみを渡してくれた。

なかを見ると、四人前の焼きそばのパックが入っていた。「えっ、こんなに私一人で食べるんですか」と言うと、「一緒に食べよう」と山下さんは言った。園内では三度食事がでる。だから山下さんは、自宅に戻れば食事の用意があるのだが、私一人で図書館で食べるのは可哀相と思ってくれたのだろう。二人で図書館の本にうもれながら四人前の焼きそばを食べた。

ハンセン病の人達が生きてきた歴史を後に残すということにかけた情熱ということを考えると、あと二人の人の姿が浮ぶ。岡山の長島愛生園の宇佐美治さんと、島田等さんのことだ。

宇佐美さんは、長島を訪問すると、毎晩一人ではさみしいだろうと御飯に招待してくれた。宇佐美さんは、非常にていねいな仕事をする人だ。何回目かの訪問の時、小さなひきだしの一杯ついたキャビネットを開けて中を見せてくれた。そこには図書館で見るような検索カー

ドがぎっしり入っていて、ハンセン病に関するさまざまな事項が整然と分類されていた。宇佐美さんは、「島田氏は身なりに無頓着だからいいけど、俺はおしゃれだろう、だから本を買う金が足りなくて困るんだ」なんて、うそぶいている。

その宇佐美さんと仲良しの島田等さんは、『病棄て』（昭和六十年　ゆみる出版）などの評論集を持つ、評論家で詩人だ。島田さんは、アルコール類を飲まない。そのうえ目の具合も少しよくない。けれど私が伺った時には、冷蔵庫から冷たい缶ビールを何本も出してきてすすめてくれた。園内の情報伝達は、早い。いや園内だけではない。各園同士のネットワークも強力だ。私がビールが好きだという噂がもう伝わってしまったのだろう。ショッピング・センターまでわざわざ行ってビールを買って来てくれたに違いない。

私はビールを飲み、島田さんはお茶を飲みあんこの入ったおかしを食べた。

島田さんも、宇佐美さんも、あるいは山下さんも共通に、自分たちの集めた資料の行方を心配している。日本からハンセン病が無くなった時（それは、日本の場合、ハンセン病が治った時ではなく、患者が死に絶えた時を意味するのだが）、これ等の資料がどうなってしまうかという不安だ。私は「境界人」かもしれないけれど、次の世代として山下さんや宇佐美さんや島田さんの仕事を継承して行きたいと思う。

一　病友

ハンセン病は子供でも容赦なく病状は進行する。もともと、この病気は衛生状態や栄養状態が悪いほど、発病の確率が高いといわれる。幼児期に感染して、青年期に発病することの多いハンセン病が少年期に発病するということは、環境にも恵まれなかったのであろう。したがって、子供患者は二重、三重に「弱者」だった。

ハンセン病で死ぬといっても、それが直接の死因ではなく、ハンセン病で衰弱した身体で、肺結核や腸結核に感染し、それがもとで亡くなるケースが多かった。ハンセン病患者の隔離を急ぐあまり、療養所の衛生管理は二の次にされたらしく、療養所には結核が流行した。明石海人が三十六歳の若さで死んだのも腸結核だったし、患者ばかりでなく医官にも結核で倒れる人が少なくなかった。『小島の春』の女医小川正子も、療養所で勤務中に結核を発病しそれがもとで亡くなった。

ハンセン病の症状は、身体の表面に出れば「熱こぶ」になるし、ライ菌が目を侵せば虹彩炎になる。神経を侵せば神経痛が起きる。

次に掲げる二番目の作品「無題」には「熱こぶ」の症状がでてくるが、現在の入園者のほとんどは、菌陰性の人だから、病気が進行中の「熱こぶ」を見ることはない。

そこで、栗生楽泉園の園長、小林茂信先生に電話をしてみた。小林先生は、戦争中は軍医で復員後そのままずっと楽泉園の医官をなさっている。先生はまた、草人の俳号を持つ俳人だ。幕末の豪商中居屋重兵衛がハンセン病患者の治療に尽くした人であったことを考証した『中居屋重兵衛とらい』（昭和六十二年　皓星社）は先生の著である。

先生に教えて頂いた「熱こぶ」の症状は、ライ反応の一種で、赤く腫れ上がるのだそうだ。必ず高熱を伴い、ひどくなると切開して膿を出したりしなくてはならなくなる。今ひとつ具体的にわからないので「それは痛いですか」と聞くと「そりゃあ、かなり痛いよ」と笑って言われた。どうも質問が素朴すぎたらしい。

しかし、私は子供の生活の中で一番辛いのは痛感だと思う。私自身も、子供の時に比べて、随分我慢できるようになったというものの、今でも痛いのは大嫌いだ。子供の時は走ったり、遊んだりするのが本業なのに、身体に痛みを感じていては本業にさしつかえるだろう。

園内では患者作業があって、療養すべき患者が、重症患者を看取るということが行われていたことは知られているが、「看病」を読むと、子供の患者も重症の子供の付添をしていたことがわかる。気をつけて読むと「先生」と呼ばれている大人の患者がいて、お湯を沸かすのを指図したりしている。おそらく園内の子供たちのための学園の患者教師のことだろう。また、石賀先生というのは、イシガオサム氏のことと思われる。医者の「先生」は注射をしては帰って行く。また患者地区と、職員地区ははっきり分けられていて患者が職員地区に入ることは禁じられていたことも、読み取ることも出来る。ただしこれらのことは、戦後の全患協（全国ハンセン病患者協議会）を中心とする人権・待遇改善闘争の結果、改善され今は行なわれていない。

当時（この文章では昭和二十二年頃と推定されるが）重病の患者には食塩注射を打ったそうだが、この食塩注射というものも今の私達には想像を絶するものだったようだ。

「食塩注射は今の点滴にあたるものだけど、そんな生易しいものじゃない。食事のとれない患者に打つんだが、ストロー位の太い針を両腿にさす。液の入った五百ｃｃほどもある大きな薬びんを看護婦さんが両手にかかげて、その先にはゴム管が二股になって針につながっている。それを患者に手伝わせてするのだ。食塩注射を打ちながら熱い蒸しタオルでもんで注入を助けるんだが、それでも打ったところがぶくんと腫れる。それをさらに蒸しタオルで散らすんだ。すごく痛そうだったぞ」というのは楽泉園の谺さんの話だ。

親元を離されて収容され、特効薬もないままに症状が進んでいく子供たちの存在は、死というものと面とぶつかりあっていかなければならない状況のうちにあった。

三月程を見ぬ間に秀麗な若者が見る影もなく崩れるも見き

寝床より見ゆる街燈を見詰めつつ一夜明かせし少年の日よ

育ちきらぬ背に大人並の炭を負い励みし友よたちまちに亡し

学校を卒えても社会に出るならず望み語るも二三年の先

せめてもよまぐわいはして死ねよとぞ短かるべき命励まし

栗生楽泉園在園の歌人沢田五郎さんの歌（『その木は這わず』一九八九年　皓星社）だ。

沢田さんも昭和十六年に十歳で入園した。そして現在をこう言いきる。

性根据えらいの一生を生きるべし歎きの日々は空白に似る

友と春

武谷　安光

春がきたのに
友はベッドの上でくるしんでいる
とおくのほうでは
かげろうが立っている
空では
きれいな声でないているヒバリ
しずかな春の日に
友は目をとじて
くるしさをがまんしている

『南風』（昭和三十三年三月二十八日発行）

無題

（高）坂本　一三

薄暖い光線を浴びながら本をひもといて読み更つた本にうみた両腕と両足をウンと伸ばして大あくびしながらウ、と云つて立ち上った。本箱に書を納めに二三歩ゆるやかな足を運んだ時、寒そうに火鉢を抱いていた一号の清が自分を振り仰いでカヅミさん。俺らあ嫌になつちやつたと云ふた。自分は其の声きいて、その本箱へ行かずに火鉢に寄つた。そしてどうしたんだ？　どうしていやになつたのだと繰り返して聞いたが彼は何も言はず淋し相な面持ちで自分を見つめて居た。今のけげんな言葉と言ひ、又自分の問ひにこたへぬ彼の顔に注目した。ふと自分の目にうつつたのは無数の熱こぶであつた。始めて彼が先刻自分に放つた言葉の原因がハッキリした。其の瞬間小さな彼に対する第一の言葉は自分の口を離れた。あゝ熱こぶが沢山出て居るではないか、お前も気の毒だなあ、何んにも知らずに、はね廻る歳だのに病気ばかりして居てと言ふたら、彼はあゝと云ふて目をしばたきながら指先で目ぶちをふひた。自分は彼の頰をさすりながら痛いかと問ふと、彼は痛いとこたへた。寒気はしないか……寒かつたらねて居た方が好いぞ、着物を沢山着て暖かくしてゐろと言つたら、はいと言つた。着物はあるかと重ねて聞いたら「着物は沢山ある、おばあさんに預けてある。」と云ふた。其れでは寒くなつたら何時でもおばあさんに着物を出して貰ってきて、もう正月もすぐだから正月迄に癒して皆んなと楽しく遊ぶんだなあと自分の弟の様な気がして云ひ聞かせた。何時の間にか彼の両眼にはなみだが湧いてゐた。此の上彼に言葉をかけるのはかへつて彼の小さな胸を一ぱいにさするばかりであると思つたので口を結んだ。かれは無言で火鉢の火をジット見つめながら彼の身の上を考へた。

孤独と病気勝ちの彼は淋しかつたのだらう。そして内面の淋しさがつい言葉と成つて自分の口から人にうつたへて暖かい言葉がほしかつたんだらう。歳幼くして一人ぼつちと成つた彼の事が次から次へと浮んで自分の心も暗くなつた。真赤に燃へた火を見つめながら二人の間には何時迄も沈黙が続いた。

「山桜」昭和四年三月号

病室

中三　青木　茂美

病室に入るとどこかで
鶯の声が

だれかが笛でも吹いた様に鳴いた
静かな病室の室にも
明るい暖かい春がしのびよっている
私は冷えびえとした病室にたゝづみ
じっと父を見守った
父はいたむ手に
ぎっしりとホータイをまいている
ベッドにねたまゝ私を眺めて微笑んだ
きっと私の元気な姿が
父にとってはうれしかったでしょう
父は病む
やわらかい光が
ベッドを照らして居た
静かな朝だった

「愛生」昭和二十六年五月号

生死と病気

桧垣　政市

ぼくは病気になったときは十一才のときでした。それもはっきりは判らなかったのでした。それですぐ病院に行きました。そして診察してもらいましたが、はっきりわからないようでした。その日は太い注射をしてもらいました。そのつぎの日にいってみたら病気はどうもライ病のようだから、自分でははっきりわからないので大学病院にいったほうがよくはないかといわれたので、すぐ大学病院にゆくことにしました。そして翌日いって診察してもらうとライ菌がいることがはっきりわかりました。そのときぼくはライ病のこわさを知っていたのでした。

それからはひかんするようになってきました。もう勉強もあまりしないようになりました。ただ養生さえすればよいものと思いました。だけどいくら薬をのんでも注射をしてもなんの効果もありませんでした。そのときはこの世の中がやみの世界のように思いました。ぼくは死んだほうがよっぽどましだと思ったくらいでした。ぼくは外にはあまり出ないようになりました。

それからしばらくしてからある日、家の人がしばしばいを見にいってぼくひとりるすばんしていました。フトンをしいてねながら考えてみました。ああ、人はしばしばいなんかみてたのしくくらすのも一生ならこんな外にも出られないような病気になってくらすのも一生とは、なんとなさけない一生だろう。いっそ身なげして死んでしまったほうが幸福ではないだろうか。そうだ死のう、と決心してこっそりはとばにゆきました。その夜は月の夜でした。はとばの上は死んだような静けさでした。ただ波はここにこい、ここにこい、とよんでいるように聞えるのでした。そのときぼくの頭にうかんだのはなにでしたろうか。死んで幸福がくるものか、生きてさえいれば笑う日が来る、とにいさんが言われたことを思い出したのでした。そうだ死んでなんになろうと思いました。それでその日は死なずにもどりました。家の人には知れないようにしました。

それからしばらくしてからのことでした。弟が学校から泣きながらもどってきたので、どうしたのときくと、泣き声で、学校であそんでいると、「おまえのにいさんは手がまがっとるげなね、おまえとはもうあそばんけんあっちへゆけ。」と上級生の人に言われたのでもどってきたというのでした。ああそのときはぼくもぎょっとしました。なぜこんな小さい弟にまでつらい思いをさせなければならないのか、それはぼくが生きているからではなかろうか、そうだもう死ぬよりしかたがないのでした。だが死んでこのしまつがつくだろうか、いやかえって世間ではあざわらうくらいだろう、そうだこのくらいのことで死んでなんになろう。父母兄弟にめいわくをかけても生きられるあいだ生きぬくのだと思いました。

『南風』

先生のまゆ毛

平川　貞子

先生のまゆ毛は
　少しうすいな
でもわたしのよりも
　こゆいです
先生はいつもにこにこ
お元気だったが
今はお島でお休みです
はやく治って来てください

『南風』

看病

武谷　安光

第二回目の付添の日です。日に日に悪くなる高志君をいたわりつつ、きょうは亀井君とぼくが付添の日なのです。きょうはとくに悪く、先生とぼくたち三人は、高志君のベッドから離れずについていました。あんまり悪いのでぼくは医局にゆき、注射をお願いしてきました。すると、すぐ看護婦さんが来て下さいました。注射をおわった高志君はいくらかよくなったらしく、静かになりました。でも、まだ高志君はだれがだれだかわからないのです。「これはだれか?」と先生がぼくの顔を指さされましたが、高志君はわからないのでしょう、だまっていました。その時、北野先生がこられました。高志君のからだを診察されて、看護婦さんに何か言われました。すると看護婦さんは月路先生に「お湯を沸かしておいて下さい。」と言われました。それをきいた亀井君とぼくは大急ぎで湯を沸かしはじめました。亀井君は火ばちでぼくは七輪で沸かしました。「先生、あの湯は何に使うのですか?」と聞きますと「あれは食塩注射をするとき使うのだ。」とおっしゃいました。

高志君をじっと見つめていると、何か口の中でつぶやいているのでした。「高志君、なにかい。」ときくと、「いま短歌を作った。」と言ったので、「書いてやろうか。」というと、「もうわすれた。」と言って、きついだろうに、にっこり笑うのでした。「リンゴは食べないか?」とすすめましたが頭をふります。「水!」と言ったので、すぐ薬のみから高志君の口に入れてやりました。きょうで七日、なんにも食べずに、ただ水をのむのでした。からだはますます衰弱するばかりです。その衰弱をとりもどすために食塩注射をうたれるのでした。

十時が鳴ると婦長さんが看護婦さん三人をつれて来られました。食塩注射をうちに来られたのです。ふとい針がももにうたれました。その時、「痛い!」と言う高志君に、「がまんするんだよ、お前の病気がなおるんだから……」と先生が言われると静かになりました。どんどん液はももに入って、ももはだんだんふくれてきます。両足を動かさないように婦長さんとぼくと亀井君は押しつけていました。高志君が「足をおしつけているのはだれだ。だれか。」と言っています。針につづいてゴムの管があり、ゴム管には液の入った大きなガラスびんがついて、それを岩倉看護婦さんが(持ち)、鶴崎看護婦さんが針を持っておられます。そのうち注射がおわりました。さっき沸かした湯を洗面器に入れタオルをぬらして、そのはれたももをもんで下さるのでした。高志君は汗をびっしょりかいていました。

汗をふいたあと脈をとってみますと、いくらか早くなっていました。さっきよりも随分良くなりました。ぼくから「先生」と言うのがはっきりわかるようになったのです。

十時半ごろでした。石賀先生が来られました。「高志君、石賀先生が来られているよ。」と知らせますと、いままでじっとしていた高志君がきょろきょろしはじめ、しきりに先生をさがしているのです。その時石賀先生は月路先生と何か話されていました。高志君は小さい声で「石賀先生。」と呼びました。先生はすぐに来られて「どうかね、すこしはいいかね。」ときかれました。苦しい中から「はい。」と言う。「早く良くなってまた童謡を作りましょう。苦しい事をしたら良い童謡が生れるからね。」と言われて帰られました。お昼ご飯前、河島先生と小倉先生が見舞に来て下さいました。高志君は河島先生に「いろいろお世話になりました。」と言いました。小倉先生も「高志ちゃん、どうね。」と口をきかれるのでした。高志君は「はい。」と答えました。やせている高志君は先生方をじっと見ていました。二人の先生が帰られてからぼくたちもご飯を食べました。午後からは一時間おきに注射に来られました。高志君も後からはそうまで手はとらせないのでした。水をときどき呑ますだけで、あとは本を読みつつ見ていました。

十二時半になったころ、高志君のおとうさんとにいさんが故郷から面会に来られました。

おとうさんもにいさんも心配そうにしていられます。「高志君、おとうさんだ。わかるか」と先生が言われました。するといままでだまっていた高志君は「おとっちゃん！」と言ってさも珍しそうにおとうさんを見るのでした。おとうさんはぼうぜんとしたように、じっと高志君の顔を見ておられました。そして、家から持って来られたリンゴを出されて「食べないか、高志。」と言われましたが、頭をふっていました。おとうさんはリンゴを手にして高志君のまくらもとにイスをよせてすわられました。

それから三時半ごろでした。高志君のおじいさんも来られました。おじいさんも、心配そうに、おとうさんの顔と、高志君の顔をかわるがわる見ておられますと、おとうさんが「高志、じいさんがわかるか。」と言われると、「はい。」と答えました。「どこが痛いか。」ときかれると、「足と胸が痛い。」と言うのでした。「そうか、元気を出して、早く元気になるんだぞ。」と言われました。そしてそのままおじいさんもだまってしまわれました。高志君も天井を見つめたままなんとも言いません。おとうさんもおじいさんも高志君を見つめたまま動かれません。にいさんも寂しそうに立っていられます。月路先生は付添ベッドの上にある火ばちによってタバコを吸っておられます。先生も寂しそうです。四時もすぎ五時を打つまえ、看護婦さんが来られて、また食塩注射を打って下さいました。もう外も暮かかってへやの中はうす暗くなっていました。ローソクをつけて注射です。朝とすると今度はそう苦しむこともなく最後までじっとうたせていました。それがすんでから夕食をとりました。終戦後二年ほどの時でしたので電気もつかない時が多く、ついてもローソク送電だったのでローソクをもらって来たり、髪油をもらって来てシンを作って灯油を作って用意しました。そのうち病室は真っ暗くなり、あっちこっちでローソクが立てられ、とぼしい光がゆれていました。

七時ごろから高志君はだんだんとうわ言を言うようになりました。それはこうでした。「天井にのせてくれ。みんなもう上ってしまった。あとはもうおれ一人だ。」と言うのです。「だまって眠るんだぞ。」と言われましたがだめでした。「おれ一人だ。早くのせてくれ、作太郎。」と言う。作太郎君は困ったように「ここは病室だよ、じっとして寝らにゃいかんよ。」と言うのだがきかない。今度はへやの春田君を呼びだした。「春田、春田」と言うので、ぼくが「なんだ。」というと「早く天井にのせてくれ。」「のせられないよ。」「ひっこずってよ。」という。「よしよし。どれ。」とぼくが少し高志君のからだを動かし「ほうら、のせたよ。」と言うとだまってしまいました。そして八時ごろに異常注射がまわって来ました。いつもでしたら、先生は注射がすむと少年舎に帰られるのですが、今夜は特に悪いのでここに泊まっていくと言われました。高志君の注射が終ってから、先生とぼくは神経痛の注射をしてもらい、念のためにトンプクを二服もらっておきました。

十時ごろ「悪くなったらすぐ起せ。」と言われて付添べやにいかれました。ぼくは今夜はいっすいもされないぞと思ったので、ねむたくなると顔を洗いました。やっぱり高志君はひとりごとを言います。もう脳をおかされていたのです。少年舎の一人一人の名を呼び、野球やコマの相手をしているように話します。今度は、家に帰るのだと言って「おとっちゃん、家まで汽車賃はいくらかい。」また「これは夜行ね、おとっちゃん。」とおとうさんに聞くのでした。おとうさんもときどきやさしく返事をされました。

十二時すぎ、廊下にコトコト音がして吉井先生が高志君に注射に来られました。先生は「安光君、まだ起きていたのかい、本当に御苦労だね。」と言われて帰って行かれました。かすかなローソクの光が、やせ衰えた高志君を静かに照して守っています。高志君はやっぱりひとりごとを言う。高志君のおとうさんたちもぼくたちといっしょにおきておられる。ぼくはベッドに腰掛けてあぶなく眠ろうとすると、「水、水」と言う。目をこすりつつ水をのます。一時ごろ、先生が来られて、「どうも眠れない、安光どうか。」「相変わらずです。」「そうか。」と言われながら火ばちの所に来られました。そしてタバコに火をつけられました。ぼくは眠くなる目をじっと高志君に向けて、少年舎で、学校で、二人楽しく遊んだことなどを思い浮かべました。

二時もすぎ、三時もすぎて、ちょうど四時と思うころ、急に高志君が「こらーこらー」と叫びました。それにびっくりして、「先生、注射を頼んできましょうか。」と言うと、先生も「うん。」と言われたかと思うと、すぐに暗い渡り廊下に出て行かれました。ぼくもすぐ先生の後からついてゆきました。廊下を出て呼び鈴が停電のため鳴らすことが出来ないので、試験室の近く、職員地帯の境の所に行って、「先生、先生、当直の先生、高志君が悪いですから来て下さい。」と叫びますとコトコト音がして出て来られ、「どうしたかね。」ときかれました。「高志君が悪いのです。注射をお願いします。」と頼みました。へやに帰ると、苦しむ高志君を先生とおとうさんが何かしておられます。そのうち先生も来られ、診察をして注射をうって帰られました。

注射をうつと良いらしく、だまってしまいました。それから火にあたっていると、先生が「電灯がついたら湯を沸かしておこうね。」と言われたので「はい。」と答えました。五時になりました。火ばちにあたっていると、いつの間にか眠っていました。はっとして目がさめた時は、電灯がついて六時半でした。顔を洗って火をおこし湯を沸かしました。

沸いた時は七時でした。それから間もなくご飯がでました。八時前また食塩注射をうって下さいました。

八時になると次の交替の当番が二人来ました。わたしたちは園内の野球試合を見に行きました。きょうもおもしろいなと思って手に汗をにぎって見ていますと、少女舎の人が「高志ちゃんが悪いよ。」と教えました。それを聞くと、ぼくたちはみんな一生懸命に走って、白鳥病室に行きました。その時は、もう高志君は死んでいました。先生が「高志、高志……」と呼ばれますが、なんの返事もありません。みんなベッドをとりまいて静かに頭を下げました。もう二度と、高志君と楽しく遊ぶことも出来ないのです。高志君はもう天国の人なのです。美しい雲に乗って、ぼくたちを見ていることでしょう。破れた窓ガラスが風にガタガタなっていました。

『南風』

二　望郷台

多磨全生園の、建設を報じる地元の「多摩新聞」は、「敷地総坪数三万六百坪の外周は一丈余深き溝を掘り、土を以て土手を築き以て病菌の予防を怠らず」（一九〇九年〈明治四十二年〉六月十日）と書いている。

言うまでも無く「病菌の予防を怠らず」と言うのは、患者の逃走防止のことであり、土手や堀はそのためのものだった。のちには、周囲にヒイラギの密集した生垣を植えた。この木はモクセイ科の常緑樹で、葉は革質で光沢があり、縁には顕著な切れ込みがあり先が鋭いとげになっている。

生垣は、戦後十五年を経た一九六〇年に低く刈りそろえられたが、それ以前は、ヒイラギの高さは三メートルにも達していた。このため全生園は「ヒイラギの森」と言われた。外からはヒイラギしか見えなかったからだ。

全生園の園内には、患者たちの手で作られた築山があった。築山は高さ六メートル、頂上には九坪余りの平な場所がある。この山は、何時の頃からか望郷台と言われるようになった。

この築山に登っては、患者たちは故郷の方角を眺め、二度と帰ることのない故郷を偲んだのだという。とくに子供達には、望郷の念に切ないものがあっただろう。

こんな話も聞いた。ある女の患者さんが強制収容されてきた。何日も口をきかずズーッと黙ったきりだった。ところがある日、望郷台に登ってポロポロ泣きだして、「アイゴー」と叫んだ。それではじめて彼女が朝鮮の人だとわかったというのだ。

築山は大人にとっても子供にとっても、ヒイラギの垣根を越えられる唯一の場所、そしてヒイラギの高い垣根を下に見下ろす唯一の場所だった。そこから見える「社会」（患者さん達は療養所の外を社会と言う）は、無限の拡がりをもってずっと続いていたに違いない。

築山に題材をとった作品は、大人子供を問わずけっこう多い。それらの詩には、どれをとっても故郷を思う気持ちが込められているが、ことに子供達の詩には、ヒイラギの垣根を越えた「社会」に思いを馳せるものが多い。そして自分の「運命」をしっかりと体ごと受け止めている。

つきやま

作者不詳

つきやまがあるよ
ベンチが二つならんでる
だれもこしかけてない

きたかぜがうへをはしつてく
さむいつきやまだよ。
（すゑちやんとおやまにさんぽにいつてつくつた）
「山桜」昭和四年四月号

かもつ自動車

はやし

かれくわばたけを
じどうしやがゆく
じどうしやは緑のかもつ車だ
かもつゆくゆくくわばたけ
ひとむらまつにかくれちやつた
（つきやまから）
「山桜」昭和四年四月号

ひとりぽつち（童謡）

野口　美智也

望郷台に登つては
そつと母さま　呼んでみる
ひとりぽつちの　さびしい子

今日もしよんぼり夕焼の
雲の流れを　見てゐたら
お家が恋しく　なりました

ぼくのお国は遠いとこ
さらさら雪の積るとこ

逢ひたひ時はアルバムの
母さまそつと　呼んでみる

ひとりぽつちの　さびしい子。

「山桜」昭和十二年六月号

望郷台

少女（舎）澤村　芳子

一生懸命かけて来て
上つた望郷台
心にやきついてはなれない
故里を見るために
あゝだがいくら見まわしても
見えもせぬ
私の古里を見るには
あまりにひくき望郷台。

「山桜」昭和十二年六月号

三　自然

医師も看護婦も食料も全てが欠乏したハンセン病療養所だったが、唯一ふんだんに有ったのが「自然」である。

しかし、豊かな自然環境のもとで療養ができるようにと、良い環境を求めた結果選ばれた土地ではない。それは多磨全生園にせよ長島愛生園にせよ、その地が選ばれた経過を見れば一目瞭然だ。

全生園（当時は全生病院といった）が建ったころは、その辺り一帯は、武蔵野の外れ、農地にならない荒れ地でうっそうとした昼なお暗い森が続いていたという。それでも病院の建設に反対する地元住民との間に流血事件まで起こっている。国立第一号の長島愛生園は、隔離の実を上げるため島を選んで建てられた。他の療養所もおおむね同様の見地から建設地が選ばれたようである。現在療養所が風光明媚な場所にあるのはその結果に過ぎない。

しかし子供たちにとって、そんなことは自然と交わる何の妨げにもならない。子供たちの作品で、目をひくのは「緑」という色だ。それは雨の中の緑だったり、ピカピカに晴れた日の緑だったりする。

ある子供は全生園の緑をさざ波だという。大人と子供の目の高さは、大きさをどう認識するかという点だけを取って見てもかなり違う。子供の目の高さからは緑の海の中に居るように見えるのかも知れない。それは子供達にどのような作用を与えたのだろうか。

作品を読んで私が感じたのは、自然との関わりの中で自分の存在を確認するということだった。「ただ一人」と詩《うた》っている子もいるし、「小島の人々になっていくような気がする」とも「芭蕉のように一生を旅におわらしても／肉体はいかになってもよい——心の希望をうしなわず」とも詩っている。「一人ぼっちだ」と感傷に耽るのではなく、「一人なのだ」という認識を体の中にごく自然に吸収させて生きている。心の中からも周囲の環境からも自然を失ってしまった私達は、脱帽するしかない。

ところで、今全生園の入園者達は、自分達の費用で園内に植樹をする運動をしている。何れ日本から「らい」がなくなったとき、すなわち自分達が死に絶えた時、後に残る者たちに緑の森を残そうというのだ。それが、世話になった自分達の恩返しだという。この精神の気高さに対し、ブナの林を切倒し、サンゴの海に飛行場を作ろうという日本の行政が、入園者達の行為を裏切らないことを祈るばかりだ。

桃の花

武谷　安光

だれかが桃の花を折っていった
でもぼくはだまってみていた
その人はさもうれしそうに
かえっていった
折られた桃の木も
やっぱりだまって
あとの花を咲かしている

『南風』

窓から

初四　山本　健

教室のまどから
むらさきいろに

かすんだ
小豆島が
日の光に
とけさうだ

「愛生」昭和十七年四月号

みどりの波

（尋）徳市

春の暖い
光をあびて
みどりの草葉がふきだした
山も野も
いまはみどりの
さざ波だ

「山桜」昭和四年五月号

初夏

（尋）瀧口　友也

初夏だ　暑くなつたよ
　ピカピカお日様　暑いよ
　　みんみん蟬ないて　青葉がゆれる
　　　緑の森涼しいようだ。

日が暮れた　キラキラお星様
　青空に顔出した
　　散歩しやうよ　そよそよ風
　　　涼しいな　初夏の夜涼しいな。

「山桜」昭和四年六月号

森

向うの森は
まつくろだ
どちらをむいても
森ばかり
向うの空は
夕やけだ。

西川　朝（十一歳）

「山桜」昭和二年八月号

緑の海

西田　松雄

広い野原は
緑の海
高いお山は
緑の波よ

きれいなお舟は
　つゝじのお舟
風にゆらゆら
　ゆれてゆく。

「山桜」昭和五年七月号

雨の日

丸山　利夫

朝からばんまで
　しよぼしよぼと
雨はやまずに
　ふつて居る
雨がやんだ
　其のあとは
みどりの世界へ

いつたようだ
「山桜」昭和五年七月号

のはら

小林　はるの

のはらの道は
さびしい道だ
月の光で
夜道をゆけば
空は青空
お月様一つ
広い世界に
ただひとり。

「山桜」昭和四年九月号

ふくろう

田中　みどり

かあさん病気で寝てるとき
きれいな月の晩だった
そとのヒノキの森の中
ふくろうがさびしくないていた

『南風』

無花果の葉と共に

山村　雪子

虫の音が
軒下からきこえる
はや秋が来た
今日もいろづいた無花果の葉が
一葉おもたげに落ちた

私の心は無花果の葉がおちるたびに
遠い故郷の事を忘れて
小島の人々になっていくような気がする
こんな気持の自分がきらいだ。

「愛生」昭和二十七年二月号

自然とともに

佐々木　竹美

ぼくはあの美しい大自然を心とし
心の希望をあの大宇宙のように
ひろくもっていきたい
一滴のつゆの玉も
一輪の草花も
また人類も
みんなこの自然のとおとい恵の力に

生きているのだ
ぼくは思う
いかなる人びとでも
いかなる聖人でも
この偉大な大自然の恵をとおとばず
口さきだけの真理を求めている人ならば
ぼくはぜったいにとおとびはしないと
そしてぼくはそういう人よりも
芭蕉のように一生を旅におわらしても
自然を家とし、自然をうたって
この世を去った人をいっそうとおとぶ
この自然の恵の中に
　　　静かにたたずむとき
ぼくのこのかぎりある生命でも
永遠にかぎりないしぜんのものとなり

また永遠にかぎりない大自然は
ぼくの心の希望となり
ぼくの心は自然をわが家として
　　　旅をつづけている
静かに心の眼をひらかせ真理を求めよう
肉体はいかになってもよい
かならず最後まで心の希望をうしなわず
つよく生きるのだ
林先生のように
人をにくむことは人を愛すること以上に
　　　くるしいことだろう
愛の手を自然の恵のように
永遠にかぎりなくどこまでもひろめよう
そうしたら自然の恵の中から
かならず神さまのおこえを

ききとれるだろう
人生のかぎりなくつづくいばらの道を
ひとつひとつの涙をかみしめて
生きぬこう
秋のすみわたった大空を
美しい自然を心とし
永遠にかぎりない大宇宙を
心の希望として……
太陽はいつもくまなく世をてらし
ぼくたちの心のそこまでも
きよくてらしているのだ

『南風』

四　母

子供が母を慕う歌、文章は限りなくある。望郷を歌う作品イコール母を歌う作品だと言ってもいい。子供にとって、母は故郷であり、もっとも近しい肉親だ。

ハンセン病は、幼児期に濃密な接触によって感染するといわれる。したがって父や母から感染したというケースも多い。こうした事が遺伝病だという誤解の一因となった。もちろん、患者を親に持っても健康な子がほとんどだ。しかし、強制隔離政策は故郷の生活基盤を根こそぎにしたから、いき場のない子供達は一緒に収容され、付属の保育所で養育された。この子供達は無神経にも「未感染児童」とよばれた。

子供の患者は、父や母も療養所にいる場合もあるし、もう亡くなってしまっている場合もある。病気の母は子供を思い、子供は母の容態を心配する。

「私がハンセン病と診断をうけたその日、病気のせいでもう目も見えなくなっていた母は、私をはじめてだきよせて、声をあげて泣きました。

『ごめんよ雄二、ゆるしておくれ』

泣きながら頬ずりするので、私の顔も、母の涙でグショグショにぬれました。

夜は、これもはじめて、母にだかれて寝ました。そして母は、あらためて息が苦しくなるほど私をだきしめながら、

『家のものと別れるのはつらいけど、母さんといっしょに病院に入院してくれるかい？』と私に聞くのでした。…中略…母は、話のさいちゅうに、なんども『ごめんよ』をくりかえし、泣きました。けっして母が悪いのではないのに、すべては自分のせいだというのです。

かわいそうな母——私は、自分が母と同じ病気にかかったことを、このとき『よかった！』と思いました。病院に入院するにしても、母は、もう目が見えなくなっているのだから、私がそばについていてやらなければ、きっとこまるにちがいない、と思ったからです。私は泣いている母に言いました。

『ぼく病気なんかへっちゃらだよ。いっしょに病院に行ってやるからね』」

（『わすれられた命の詩』 谺雄二　昭和六十二年　ポプラ社）

谺さんは、病気のすすんだ母の姿を眼の当りにしている。ハンセン病というものを知っ

ている子供だった。その子供の谺さんが「よかった！」と言う。母と同じ側に立った、という思い。不自由な母の面倒を見てやれる、という思い。この時谺さんは七歳だった。私はいつか、谺さんが言った「この病気はなろうとしたってなれるもんじゃねえぞ」という言葉を思い出していた。

虫

小五　春山　徳夫

机の下に
飛びこんできた一ぴきの虫
虫は机の下に
かくれたり
出たりしていた
お前はお母さんとわかれて
一人でやってきた虫

「愛生」昭和二十八年二月号

母

野田　照夫

朝早く目が覚めた
あゝ
ぼくは夢を見ていた
ふるさとの夢を。
にぎやかないろりばた
まっかな火の上で
チンチンと鉄びんは
うたっている
弟や妹
父や母の顔も
てらてら光っている
赤ん坊は

おっぱいをすっている
すすけた家に
けむりがいっぱい
たのしいわが家
なつかしい母……
目をつむって見たが
だれの顔も消えていた
「おかあさん」とふとんの中で
小さな声で呼んでみた。

たれかぼくの名を呼ぶ
起きて見たら
なつかしい母から
手紙が来ていた。

『南風』

お母さん

小五（光明園）山口　義博

お母さんは　いつもあみものをしている
僕がよんでも　へんじもしない
僕がそおうと　のぞいてみたら
僕のだった
僕はうれしくてたまらない

「愛生」昭和三十年一月号

縫いもの

武谷　安光

外は寒い風が吹いている
火鉢にあたりつつ
縫いものをする
友といっしょにしている

小さな針をにぎってする
寒くて手がきかない
手につばをつけては縫い
つけては縫いするうちに
ひとさし指と
親指は
つめたくなった
国の母を思う
母はいつも
こんなことをしておられた
そのきつさが今わかる
昔は何とも思わずに
母のいうままに着ていた
母の苦労がわからなかったあの時が
今はつくづく思い出される

冬の寒い日はひなたぼこして
母は縫っておられた
よい天気の時は魚売りにゆかれて
夜、縫いものをされる。けれど
一日の疲れか母は
うとうとと眠りかけられた
あの時の母の苦労が
今は、つくづくわかる

『南風』

オカアサマ

佐々木　竹美

ワタシハオカアサマノイノチヲ思イツツ
静カニシラガヲヌイテイル

ツヤツヤシタ、オカアサマノシラガハ
コノ黒イワタシノ手デ一本一本ヌカレテユク
デモワタシハシラガガフエレバフエルホド
オカアサマガ好キニナッテクル
ワタシハオカアサマノヨコ顔ヲ
ソーットウカガッテ見ル
『オカアサマ』
ワタシハソーット心ノ中デ呼ブ
返事ハナイケレドナゼカウレシイ
シラガノアルオカアサマ大好キ
黒イキレノ上ノシラガハダンダンフエテユク
オカアサマハ
ソノフエテユクシラガヲ見ツツ
静カニミホトケサマノオ話ヲ聞カシテクダサル
ソシテオカアサマハ

イツマデモホホエンデ
シラガヲヌクワタシヲソーッと見ラレタ
黒イカミノ中ニ
点点トマジッテイルシラガ
何十年トオカアサマト一ショニ
育ッテキタシラガ
ワタシハツユ晴レノエン側デ
静カニシラガヲ抜イテイル
御歌碑ノ上ニ立ッテイルニジガ
雲ニツヅイテ
天国ニ行ク道ノヨウダ

『南風』

夢

郡山　幸子

「わたしすばらしい夢をみたのよ」
「それは何の夢か知っている？」
わたし
それはナイショなの
そうあなただけにおしえてあげよう
それは長い汽車に乗って
帰ったのよ
ポーウッ
ポウッポッポッポッシュッシュッシュッって乗って
帰ったの
たのしかったよ
それは
わたし
ナイショ　ナイショの夢

『南風』

望郷

河口　杏一

青空を翔って、
青空を翔って、
　芝原に仰臥する
　私の想念は、

青空を翔って、
青空を翔って、
　芝原にふく
　私の口笛は、

青空を翔って、
青空を翔って、

お母さん聞えますか
私の呼ぶ声が。

「山桜」昭和七年四月号

面影

（少女）川上　麗子

フト胸にうかんだ
なつかしい母の面影
あたゝかい手で
私の頭を愛撫しながら
K子よ早く大きくなつて
よい娘になつておくれと
云つた時の面影が
木の葉の散る
秋の夕暮胸にうかんだ

なつかしい母の面影

「山桜」昭和十一年二月号

夢

（少女）澤村　芳子

母さんと
　なぜよべないのかしら
そしてあたたかいむねに
いだかれたい
だがそれはむりほんとにむりだ
私にだけ見える
夢の母の面影
とてもやさしい
夢の母。

「山桜」昭和十一年四月号

母の日

中学二年　梅津　星野

五月十四日は母の日でありました。社会にいたら母さんと楽しく暮せるのに、こんな遠い島にいると、今日はつらい程にさびしくなりました。私はここへ来てまる四年になりますが、お母さんに面会に来てもらったこともないので母の日を迎えるたびに大変悲しいのです。お母さんのいる友だちは母の日が来ると、大変嬉しそうですが、私にはお母さんも、お父さんもないのです。ですから私は、香港寮のお母さんを、本当のお母さんと思って、いつも母の日を送るのです。こう考えると友だちに手紙が来て、私に手紙が来ないのも、別に悲しくもないのです。友だちが社会の話をしたり、お母さんの話をしたりすると、いつも姉さんと二人きりで、さびしがったのですが、今年の母の日からはそんなことも悲しまないことに決めました。なぜならば、私たちが故里に帰っても、お母さんも、お父さんも、家もないからです。しかし、夜などはやはりお母さんさえ生きていたらと、ときどき思うし、一日中雨の降る日などにはお母さんの顔さえ目に見えるのです。私は白いカーネーションを悲しい花だと思います。

「愛生」昭和二十五年八月号

思ひ出

高一　天木　りつ子

青々とした麦が延び始める時である。何時も一人であのさびしい静かな道を歩いて居たことを思ひ出します。この病気になつてから家に居てもなんとなくさびしい気がする。毎日楽しく遊んだ道子さんと、いつも学校のかへりに手をつなぎ田のあぜ道を通つたことを思ひ出す。二月の中頃から一人で毎日さびしい道を通つて名古屋の大学病院に行つた時、汽車に乗つて居ると人が見るやうな気がする。電車に乗つて居ても人が見てゐるやうな気がする。母と二人で家に居るのが一番楽しかつた。啓子さんとよく喧嘩したこともありました。仲良く遊んだこともある。苦しんだこともある。そんなことを思ひ出しては母と話合ひました。今では母と夢で話合つて居ます。私がこの病気になるなんてと泣かれたことでせう。「律子ゆるしてくれ、お前がこんな病気になつてしまつたのもお母さんの心得が悪かつたのだ。お前が何時も言つたこと、女学校へ行つて一生懸命勉強して、兵隊さんを慰める天使になると言つて居た言葉お母さんは何時までも忘れないよ。今ではお前もかなしいだらうな。」と言はれたことがあります。その言葉は今でも私の心の中にしみ込んで、忘れることがありません。

「愛生」昭和十八年六月号

手紙

鈴木　徳市

東京に来て、五年はすぎた
なつかしい故郷に
淋しくくらす
お母さんへの手紙を書いて
赤いポストへ　しづかに
いれたら
ことんと　さみしい
音がした

「山桜」昭和五年七月号

五　プロミン

不治といわれたハンセン病が、治る病となったのは戦後もたらされた新薬プロミンによってだ。それは、文字どおり画期的な効果をもたらした。そして単に肉体を治しただけでなく、人々の意識は人権闘争、「プロミンをよこせ」というプロミン獲得運動から、運動の中で鍛えられやがて隔離政策の不当を問う「らい予防法」改正闘争へと発展していく。

プロミンの出現は、特に症状の初期にある子供達にとって、垣根のむこうの「社会」は望郷台から涙ながらに眺める場所ではなく、やがて病気が治って出ていく場所となった。

プロミン以後の子供達の作品に、力づよいものが多くなるのは当然のことであろう。初めて園の外の生活を現実の「夢」として語ることが出来るようになったのである。そのよろこびを、「自由に雲を追っていける時」と言い、端的に「希望」と言っている。

そして共通して意識されるのは「社会に役に立つ人間」であり「社会に迎えられる」ということだ。

確かに各園内は子供にとっては、広い。しかしそれは単なる物理的な広さで、可能性としての広がりは全くない場所。しかし、いま子供達は、可能性に手を掛け、迎えてくれるであろう本当の広がりに夢を託している。しかし、私達は彼らがあこがれた「社会」が彼らをどう迎えたか想像が出来る。

また、プロミンの効果が顕著であればあるだけ、プロミンの出現がまにあわずに死んでいった患者の無念を思わずにはいられない。

それというのも、アメリカでプロミンがハンセン病治療に用いられ「カービル（療養所の名）の奇跡」と言われるほどの驚異的な好結果を見たのは、一九四一年つまり昭和十六年のことだった。言うまでもなくこの年日本はアメリカと戦争を始めているわけで、患者達がこの新薬の恩恵に浴するのは、日本の敗戦を待たねばならなかったのだ。

しかもこの戦争の最中、劣悪な環境下で、患者の発生率も死亡率も最高を記録する。戦争さえなければ発病しなかった人も、死期を早めなくて済んだ人も多い。そしてプロミンによって救われた人は、もっと多かったはずだ。

雲とぼく

――政市

風にのって
はてしもなくとんで行く雲
ぼくはどこまでもどこまでも
追ってゆきたい
だけどぼくは
病気だ
かくりの身なのだ
園から一歩も出れないのだ

だけどなおる日がくるのだ
そして雲をどこまでもどこまでも
自由に追っていける時が来るのだ

『南風』

よろこび

原野　しげる

うしろから来た人に
「帰らないか?」ときかれると
首を横にふって
ただ、ぼうぜんと見送るばかり
ぼくも古里には
なつかしい母と弟と妹がまっているのだ
あのようにして早く帰りたい……
それをぼくは何年待つことだろう
戦争の時もこの療園で待ったのだ……
プロミンをうつ時の喜び
この喜びを
ライ者は何十年何百年待ったことだろう……

世の人に罪人のように見られ
そしてある人はそれに耐えて
尊い一生を早く終えたことだろう……
だが医学は進んでゆく
ぼくたちはけんめいに治療にはげむのだ
かならず癒る時はくるのだ
そのとき
家に帰り
社会の発展と幸福のために働くのだ
これが――ぼくの願いだ……
東の山に燃えて昇る太陽に向かい
大きな声で叫びたいのだ

『南風』

希望

長崎　安子

わたしはことしで三年以上療養所生活をしています。ことしももう一ヵ月くらいでお正月を迎えようとしています。今まで何の希望ももたなく、ただ寂しく療養生活の正月を迎えていましたけれど、ことしはわたしが療養生活で迎える一番うれしいお正月です。それは、わたしばかりでなく療養所の人たちみんなです。今まではわたしたちは何の希望も持っていませんでしたけれど、ことしはわたしたちが一番望んでいた薬、それが、わたしたちの命をすくって下さるといっても良いようなききめのあるよい薬が、医学者の尊い研究で出来たのでした。わたしたちは、この薬ができたということを聞いたときは、ほんとうに、うれしさを何にたとえようもありませんでした。今では、わたしたちはこのプロミン注射をして、一日一日とよくなってゆくのを楽しみに、一日を増すごとに希望を持って暮しています。

病気がよくなると思うと、自分が社会に出る心がまえから、社会に出たらこんなことをしたい、またあれもしたいと思い、いつもおこたらず社会の人に負けないよう、がんばっています。いろいろと希望を考えていると、もうじっとしていられなくなるような気がします。わたしたちの一番たのしみにしている希望がかなえられたなら、どんなにうれしいことでしょう。社会に出ることすらゆるされなかったわたしたち、それが今大手をふって自由に出れる日も目の前に見えています。一日一日と、わたしたちの希望はかなえられてゆくでしょう。二十四年もこくこくと去る、いろいろの思い出をのこして……二十四年よさよな、ら……

『南風』

幸福

安倍　幸男

きらわれるというだけがこんなに苦しいのだろうか。きらわれる、それ自体が苦しい、などとはわたしにはどうしても思えない。人生の幸福なんてきらわれるのを楽しむ所にある、というぼくの考えにかわりないのだろうけど、その強い精神をもってない事がどうしてもたまらない。きらわれる中にも人生の幸福はあるのではないだろうか?……

けんこうな人にきらわれ、にくまれ、たまに園の外を通りかけた人はつばをはき、さっさと行ってしまううしろ姿をぼくは見ながら、くやしかったことがある。どうしたら幸福をつかむことができるでしょう。でも日本全部の人がきらうわけではない。ぼくたちの気持がわかってくれる人もいる。けれども実際はくるしい、この園だけでくらさなければならないことは。でも病気がなおれば、あの広い空の自由な社会がまっている、むかえてくれるのだ。

『南風』

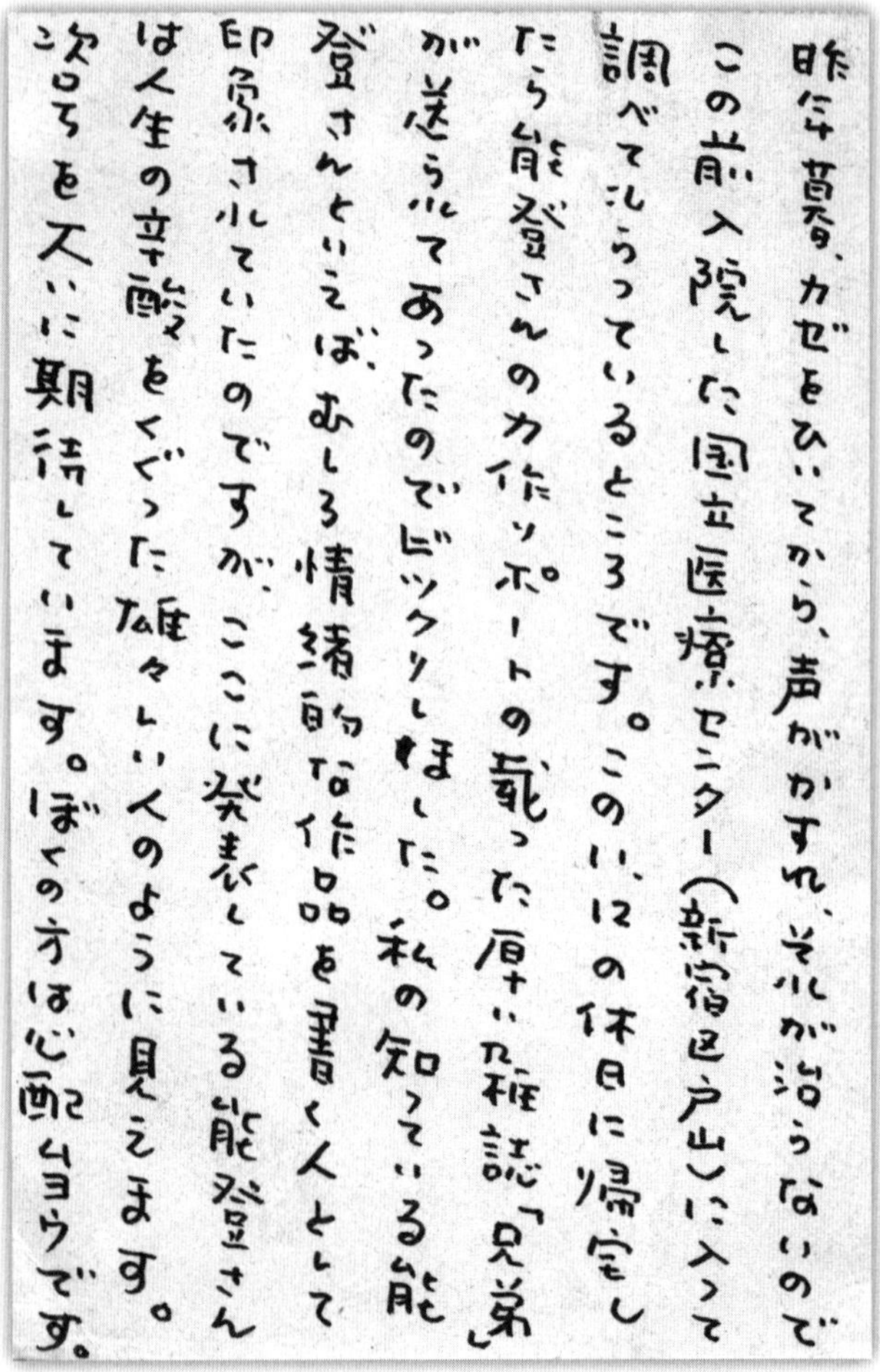
昨年暮、カゼをひいてから、声がかすれ、それが治らないので
この前入院した国立医療センター（新宿区戸山）に入って
調べてもらっているところです。このい、12の休日に帰宅し
たら能登さんの力作リポートの載った厚い雑誌「兄弟」
が送られてあったのでビックリしました。私の知っている能
登さんといえば、むしろ情緒的な作品を書く人として
印象されていたのですが、ここに発表している能登さん
は人生の辛酸をくぐった雄々しい人のように見えます。
次号を大いに期待しています。ぼくの方は心配ムヨウです。

日本児童文化専門学院の恩師大石真先生からのはがき。
大事に保存していた。

「生の証し」後世へ集大成
――ハンセン病「もう一つの運動」文学全集刊行

『日本経済新聞』文化欄（二〇〇二年九月十七日）に掲載された。

十五年来の願いであった『ハンセン病文学全集』（大岡信、大谷藤郎、加賀乙彦、鶴見俊輔編、皓星社）の刊行がスタートした。

私は一九八五年に皓星社に入社してはじめて患者や元患者の方々の作品に出会った。そして大江満雄、鶴見俊輔、村松武司らの先達に導かれて、隔離、差別、偏見に苦しみながら書かれた質量とも非常に高い水準にある「生の証し」や「魂の訴え」の存在を知り、いつか集大成したいと語り合うようになった。

私たちは、らい予防法廃止や熊本地裁における「隔離は違憲」判決をかちとった「人間回復」運動には直接には貢献できなかった。しかし「もう一つの運動」として一九二〇年以来、患者や元患者の書かれた千冊以上の作品集の目録をつくり、全集の準備をしてきた。

郷愁詠んだ在日患者

皓星社に入社してはじめて『骨片文字』という群馬県草津町にある国立療養所「栗生楽泉園」の詩のアンソロジーを読んでから二年後の八七年、在日韓国・朝鮮人の在園者の作品集『トラジの詩』の出版記念会に出席するため「栗生楽泉園」に向かった。そこで金（香山）末子さんや谺雄二さんを知った。

金さんは一九二二年に韓国に生まれ、夫を追って渡日、二人の子を産んだのち、発病し、栗生楽泉園で暮らした。

「私の故郷　いい想い出／静かな田舎の風景／いくら良くて愛していても／遠い古里韓国／自分で忘れて　日本人と一緒になって／大きな顔して／笑って話して／それでも時々韓国人／油一滴水の上でまん丸く固まっている／寒い風　冷たい水の上が身に滲みる」（金末子）

「でもボクはあきらめない／〝ふるさと〟を探しあてたい！／いわれのない偏見・差別に耐えすぎた／チチハハの墓をあばいて／ボクはその死を、せめてこの手に／もういち

どとりかえし／ゆさぶり起こして、鬼にしたい！」（冴雄二）

金さんは今は亡い。冴さんはハンセン病国賠訴訟の原告団の代表代理として活躍した。

心揺さぶる子どもの声

瀬戸内海の長島にある国立療養所「長島愛生園」を訪ねたのは八八年のこと。今は橋がかかり、便利になったが、当時は船で行くしかなかった。歌集『白描』で知られた明石海人の作品集『海人全集』（皓星社）を編むために三カ月間滞在した。海人が発表していた園の機関誌「愛生」を読むうち、子どもたちの作文や詩歌に目が向かい、心が揺さぶられた。

「僕がある日あそんでゐると、おまはりさんが僕に夕方おばあさんとけいさつにこいと云はれたから行くと、病院に行きなさいと云はれました。行くのはいやでしたが、しかたがないので、お父さんにつれられて汽車に乗りました。虫明についたとき、僕はどこに病院があるんですと、お父さんに聞いたら『あそこに船がくるだらうあれにのつて長島にゆくのだ』（中略）お父さんと別れるとき僕は悲しくてたまりませんでした」

（一九三三年）

今は療養所には子どもの姿はない。しかし、かつて警察が自宅までやってきて親元から引き離し、孤島に連れていったこと、おそらく自宅にいた時も差別といじめの中にいたことが読みとれる。「人が人を差別する」ことや「人が人を強制隔離する」ことへの憤りを強く感じた。

生原稿や聞き書きも

文学全集は約千冊の単行本と同人誌や機関誌に掲載された二万一千点以上の作品を対象にしている。第一期（十巻）では「文学編」として単行本から、第二期（十巻）は「社会編」とし、人権闘争などの「人間回復」の闘いの資料や、発掘した生原稿、聞き書きなどを盛り込んだ「全集」にしたいと思っている。

また、資料の散逸を防ぐために多くの先人の苦労があったことを知った。東京の東村山市の「多磨全生園」の山下道輔さんは、自分の原稿は頑固に一枚も書こうとはしない。しかし、仲間の作品や関連資料を独力で集め、ハンセン病図書館までつくってしまった。

「長島愛生園」にも資料収集に情熱を傾ける宇佐美治さんや双見美智子さんの姿があった。かつて勤務していた精神科医の神谷美恵子にちなんだ「神谷書庫」という小さな建物があり、明石海人の貴重な生原稿をはじめ、多くの資料が整理されている。『全集』はこうした先輩たちの地道な努力に支えられている。

この文学全集は「生者と死者の共有の記憶」として若い人にもぜひ読んでほしいと願っている。

雲の行方

「新日本文学」一九九一年一一月号（通信版）に掲載された。

『明石海人全集』の編集の仕事のために、岡山県虫明にある小島を訪ねた時に、初めてハンセン病の子どもたちが書き残した詩・綴方に出会った。この長島愛生園はハンセン病の国立療養所第一号で一九三〇年（昭和五年）に開園され、一九三一年（昭和六年）から園の機関誌として『愛生』誌を発行している。明石海人も生前、この雑誌に毎号投稿していて、それを調べるのが私の仕事だった。

その誌面で児童文芸欄を見た。病気は、子どもで発病した患者の方が進行も早く死にいたる場合が多い。また当時は『療養所』にも関わらず、入所者の医療と生活を賄う十分な予算もなく、相互扶助の美名のもとに軽症者が重症者を看取り、患者の自給自足が生活をささえていた。そのような中でも教育に対する関心は深く、戦後まで園内には正規の学校というものがなかったが、心得のある軽症の患者が教師役になって自主的な学校が開かれていた。そこで子どもたちにも短歌の作り方や綴方、詩作が指導された。『愛生』誌は戦後の人権闘争によって廃止されるまで園当局の検閲もあった雑誌ではあるが、そこに登場してくる子どもたちの詩や綴方は感傷的でなく淡々と当時の生活を忠実に描いていると思う。この子どもたちの書き残したものを見てしまった以上、そのままにすることができなくて私は暇をみてはどんどん集めまくってしまった。かなり集まってくると、この子どもたちの詩文集を多くの人の目に触れさせたいと願うようになった。それがいろんな方の尽力で『兄弟』二号（一九八九年）に発表させてもらえることになった。

一九八九年三月、熊本県合志町にある国立療養所菊池恵楓園に向かった。恵楓園では、一九五三年（昭和二八年）ハンセン病患者を親に持つ健康な子どもたちの入学を地元の小学校がPTAの圧力で拒否するという事件がおこった。この頃、こうした子どもたちは『未感染児童』と呼ばれた。このことの問題性は、なぜこの子どもたちが恵楓園から学校に上がらなければならなかったか、結核患者など他の伝染病患者を親に持つ健康な子どもを決して未感染児童などと呼ばないことの二点を指摘するにとどめるけれども、この『黒髪小学校問題』を調べに私は一週間休暇をもらったのだ。恵楓園にも機関誌『菊池野』があり、この頃この問題が取り上げられていたり、患者の手で集められた関連資料があるということだった。『菊池野』の編集部で話を聞き、編集部の隣の自治会室に行き挨拶をして事情を話すと喜んで協力をしてくれるという。今は『菊池野』に限らず編集部も自治会も全て患者の手で運営されている。自治会の渉外委員の太田さんは、初日から気軽に声をかけてくれた。「熊本、初めて来たんでしょう。仕事もあるだろうけど観光もしなくっちゃね」と笑いながら言った。私は太田さんの車にのっかって熊本城を見に行ったり（雨が降っていたので、「ここから見る熊本城はいいよ」と市役所の展望台近くのラウンジに招待された）「ここまで来たら絶対メンタイコを買って帰らなくちゃ」と言われてデパートでメンタイコも買った。細川ガラシャの墓のある細川家の庭園にも連れていってもらい、いろいろガイドもしてもらったり熊本ラーメンの五星に輝くというラーメン屋にも食べに行った。私はすっかり観光気分で「うわあー、うわあー」の連続で見るもの聞くものが珍しくて、誰一人知った人のいなかった熊本で本当に楽しく過ごした。

滞在中、太田さんばかりでなくいろんな方たちが気遣ってくれ、誘惑に負けて編集部で『菊池野』を調べる作業を投げ出しそうになるのを必死でこらえながら過ごした。

熊本滞在中は、ほとんどぐずぐずした日が続いた。その日も朝から寒い雨が降っていた。いつものように自治会室でコピーを取っていると私を訪ねてきた人がいた。年齢は五〇歳代だろうか、小柄でおとなしそうな人だった。「能登さんですか」、「はい」と私。すこし言いにくそうに「僕は能登さんの原稿の中に出てくる政市です」。私はしばらく考えたけど「『雲とぼく』の政市さんですか」、そうだと言う。政市さんは子どもの頃に発病し、戦後ハンセン病の特効薬プロミンの出現で社会復帰を希望する力強い詩を書いていた。

雲とぼく

——政市

風にのって／はてしもなく飛んで行く雲／ぼくはどこまでもどこまでも／追ってゆきたい／だけどぼくは／病気だ／かくりの身なのだ／園から一歩も出れないのだだけどなおる日がくるのだ／そして雲をどこまでもどこまでも／自由に追っていける時が来るのだ

『南風』昭和三三年三月二八日発行

ハンセン病は親戚家族のために入院したら故郷と本名は明かさないし、名前を変えることも少なくない。また、子どもは進行が早いのと終戦直後の劣悪な食糧事情などのため体力不足で亡くなる子どもが多かった。現にそうした友達を看取った子どもたちの作品も多い。だから当時の作者に会えるとは思っていなかったし、特に政市さんはプロミン後の『雲とぼく』の作者なので、当然社会復帰して在園しているとは思ってもみなかった。しかし、政市さんはその詩を発表し菌は陰性となったが、三〇年たってもまだ園に残らざるをえなかったのだ。

私は、すっかり大人になってしまった政市さんを見つめた。政市さんははにかんだような笑顔で「能登さん、あれどうもありがとう」と言った。私は何と言ったらいいのかわからなかった。

編集日誌

凡例

・二〇〇一年五月二十一日から二〇〇二年七月二十四日まで、能登恵美子が皓星社ホームページの「ハンセン病文学全集編集室」内で記していた編集日誌を、増補に際して収録した。

・収録にあたって明らかな誤字脱字の修正と最低限の表記統一を行った。

・〔　〕内は編註。

二〇〇一年五月二十一日（月）　山下さん、谺さん、お久しぶりです宇佐美さん

朝十時半に社を出る。むかう先は多磨全生園だ。

山下道輔さんとハンセン病図書館で待ち合わせをして、ハンセン病国賠訴訟多磨の原告団の方たちと支援する会の方々とバスに乗る。行き先は首相官邸前だ。今回の目的は、熊本地裁の判決を国に控訴させないための抗議行動だ。

遠方から来ている原告もいて、首相官邸前で合流する前には厚生労働省前での抗議行動もしてきたそうだ。年齢から考えてもずいぶんと無理をしているのではないかと心配だ。

車中で聴いた話の中で「熊本地裁の判決文」は頁が五〇〇頁くらいになると聞いた。ブックレットとしてはまた厚いものが出来てしまうかもしれないが、ぜひ書籍としてまとめてみたいと思う。明日にでも、弁護団に聞いてみよう。

議員会館の前でバスを止めると、大勢のマスコミ関係者が、こちらにむかってくる。びっくりしたが、これだけ社会が関心を持っていてくれるということなのだと思った。

三時半頃、原告代表の青松の曽我野〔一美〕さん、多磨の國本〔衛〕さん、栗生の谺〔雄二〕さん、愛生の宇佐美〔治〕さんらが、首相官邸前の門につめより首相に面会を求める。

待てど官邸からはだれも応対なし。しびれをきらした原告、支援者達から「門をあけろ」と叫び声があがり出す。約四十分後、飯島秘書官があらわれる。（あとで新聞でわかった。そのときは人ごみ、叫び声、拡声器による抗議などで近くにいたのに何があったのかわからなかった。）結論から言うと門前払いということ。その後五時すぎまで抗議行動をし散会した。私と藤巻さんは、山下さんがバスに乗り込み多磨に戻るのを見とどけ帰る。

翌日の朝刊の首相動向を見ると五時五八分に首相官邸に戻るとあった。どなたかに会っていたようだが、ちょうど私達が散会した頃の時間で、やや疑問を持つ。小泉さんあなたの力量が試されていると思ってください。控訴はいけません。

夜、今日のことが「ニュースステーション」の特集になっていたのでビデオに録る。


いくつか思ったことを上げてみる。

熊本裁判は総額一四五億五〇〇〇万円（一人あたり一億一五〇〇万円）の賠償を国に求めて闘ってきた。判決は原告全員に総額一八億二〇〇〇万の支払いとなったが、原告からは不満の声は上がっていない。これはどういうことなのだろうか。東京地裁に提出された訴状の第一項目目に「一　被告は原告に対し、朝日新聞、毎日新聞、読売新聞、日本経済新聞、産経新聞の全国版、および東京新聞、上毛新聞、別紙記載の謝罪文を、別紙記載の条件で三ヶ月ごとに一回の割合で合計四回掲載せよ。」（『皓星社ブックレット7　訴状「らい予防法人権侵害謝罪・国家賠償請求訴訟」』（一九九九・七・十五）とある。原告たちは謝罪してほしいのだ。間違っていたことを認めてほしいのだ。

そして二度と私たちのようなことを繰り返さないで欲しいと思っているのだ。

平均年齢七十四歳を過ぎたお年寄りたちが、自分自身のため、自分の家族達のため、また未来の感染症の患者さん達のために闘っているのだ。

『ハンセン病文学全集』をはじめて鶴見〔俊輔〕先生にお話してから、はや五年たった。

確かにいろんな理由があって思ったように進んでいないが、この原告の方々ががんばっているときに仕上げられなかったのは恥ずかしい。原告に対して何をしたのかではなくて、「何をしなかったのか」ということは猛省したい。

最後に、宇佐美さんに十年ぶりくらいで会った。私が思っていたよりずっと、目の具合が悪そうだった。宇佐美さんを見上げて話しているうちに宇佐美さんの苦労を思った。

宇佐美さんどうぞお体を大切にしてください。

二〇〇一年五月二十二日（火）　本田稔さんに初めて出会ったときのこと

加賀乙彦先生より『ハンセン病文学全集』の編集会議の件でご連絡をいただいた。

本格的に始まるのですね（『ハンセン病文学全集』）。というようなことを言われた。「はい」ばかりの私だった。心の中では「あー。やっぱりオオカミ少年のように思われていますよね。今度こそは今度こそはが長かったから。先生のやる気をそぐようなことになって、本当に申し訳ありません。」

本日も原告たちは永田町にいたらしい。大変なことだ。体力が心配。

午前中は、新聞の切り抜きと編集日誌をつける。（朝日・毎日・東京・読売・産経・日経）午後からは、鶴見先生にお送りする『ハンセン病文学全集』随筆の巻の粗選をする。書名は『甦ったもうひとつの声』（本田稔著　一九八九・四・六　皓星社）これは私が作った本なのだが、内容の細かいことはだいぶ忘れていた。本田さんとはじめてお会いしたときのことを思い出す。草津の藤田三四郎さんの付き添いで愛生園に行ったとき、入室中の（病棟）本田さんを見舞った。ベッドの上で食道発声をする本田さんは、とても痩せてらして心配になったが、反対に私を励ますようなやさしい笑顔で迎えてくださった。

今その本田さんも、もういない。あの笑顔に二度と出会うことはない。あらためて読みなおしてみると、本田さんの人柄が偲ばれる。強くてユーモアのある作品を書かれる方だった。

四時すこし前、毎日新聞社から電話が入り、夕刊に復刊『皓星社ブックレット11　詩と写真　らいは長い旅だから』（谺雄二詩・趙根在写真　二〇〇一・四・二十六）が紹介されたそうだ。みんなで喜ぶ。さっそく営業の前田さんが新聞を買ってきてくれる。

夜、「ニューステーション」「ニュース23」をビデオに録る。「ニュース23」には原告の方々が、生出演していた。「控訴の上の和解はみとめない」とおっしゃっていたことが印象的だった。

二〇〇一年五月二十三日（水）　祝、祝、祝　鶴見先生からいただいたお電話

今朝は、例によって新聞の切抜きをし、昨日の日誌をつける。

十一時五十五分に近所の電気屋さんにむかい、昼のニュースを見る。店頭においてある22型のテレビで見ていたら、店員さんにその商品はお買い得ですよといわれ困る。(二十三日は三回電気屋さんでテレビを見せていただいたことになるのだ。ありがとう電気屋さん。)控訴関係の進展はなし。

午後からは鶴見先生からお電話を頂く。『ハンセン病文学全集』の編集会議の日にちが決定する。日にちは七月六日(金)で場所は高松宮ハンセン病資料館だ。

私が、ポカをやってしまって、鶴見先生には二度ご連絡をいただくことになってしまった。慎重に、慎重に。鶴見先生とすこし控訴反対の抗議行動についてお話する。

「人の中に出て行くのはいいことですよ。(原告が)テレビに出演することは本当に良いことですよ。」とおっしゃっていた。

「六月中には、作品の最終の選をしてしまうつもりではあったが、その後のリスト作り、会議の進行について、本当に七月六日に会議で、大丈夫なの?」(慎重な編集者の声)「今まで、何度も期待を裏切ってきたのだから、時間ぎりぎりまでねばったのが私の結果だよ。やるっきゃないでしょう。」(うっちゃり編集者の声)がんばります。

宇佐美さんから素麺が届く。昨日(二十二日)に愛生園から発送したことになっている。

宇佐美さーん、今どこにいるのですか。電話を入れてみるが、いらっしゃらない。そうですよね。まだ東京ですよね。このままでは帰りたくても帰れないよね。お礼状を書くが、お礼状が先に岡山に着くのか、宇佐美さんが先に岡山に帰れるのかこのままではわかりません。

原稿を早く見たくて、ハンセン病図書館の山下さんに何度も電話を入れるがいらっしゃらない。

「熊本地裁の判決文」を八尋〔光秀〕先生の事務所に問い合わせる。当然先生は外出中なので、秘書の方に出版の希望を話す。

また例によって六時に近所の電気屋さんに行ってニュースを見てくる。

この頃勝手にチャンネルをまわしたり、音声を上げたりするせいか私がテレビの前に立つと、店員さんが寄ってくる。ごめんなさい。でも今週だけはテレビを見せて。

小泉さんが、原告の方々にお会いになられたようだ。曽我野さんが、インタビューを受けていてなんだか自信を持って「控訴はない」とおっしゃっていた。どういうこと、なにか確信を持てることがあるの？　六時のニュースが終り、電気屋さんから社に戻る。

しばらくして、亮一君〔藤巻さんの長男〕から電話をもらう。

「能登さんですか。テレビ見て。控訴しなくなったそうだよ。」再び電気屋さんに走る。

ちょうど、小泉さんの会見をやっているところだった。重々しい口調で、控訴を断念したことを語っていた。

祝、祝、祝!! こんなことってあるのでしょうか。

本当に良かった。

よろこび勇んで、徠さんにメールを、藤田三四郎さんと高瀬〔重二郎〕さんと、宇佐美さん、國本さんにハガキを出す。亮にもメールを出す。

夜「ニュースステーション」「ニュース23」をビデオに録る。首相官邸前が映し出され、山下さんをチラと見かける。ここにいたんですね。傘をさして首相官邸を見つめる山下さんがいた、胸が痛くなる。よろこぶ徠さん、「こういう判決を下してくれた、裁判長にお礼を言いたい」といっていた森元〔美代治〕さん、原告の方々、本当に良かった。おめでとうございます。

「ニュース23」の筑紫〔哲也〕さんが「他事争論」で「日本という国がはじめて間違いを認めた」と言っていた。心に残った。

二〇〇一年五月二十四日(木)　くたびれた宇佐美さん

朝、ハンセン病図書館の山下さんから、藤巻さんあてにお礼〔控訴されなかったこと〕の電話が入る。山下さんから宇佐美さんの連絡先を聞いて、宇佐美さんと連絡が取れる。十一時に参議院会館に行くということなので、あわてて社を出る。

宇佐美さんに会う。ずいぶんと疲れている。目の調子もひどく悪そうだ。「どうなの?」尋ねると

「心の（気持ち）調子はいい、だけど体の調子は悪いな。」胸がツンとしておもわず宇佐美さんの背中をさする。原告の闘いは、文字どおり命がけなのだ。一日でも二日でも早く、控訴を断念していてくれたら、こんなに宇佐美さんは調子が悪くならなかったのではないか。

本日の新聞の切り抜きは、とても時間がかかった。記事数だけで五十以上で読むのにも大変だった。改めて原告のコメントを読むと「良かった」と思う。この後の東京と瀬戸内の裁判にもこの結果は反映されるだろうし、国が認めたのだから全面解決の道も開けたということだろう。

夕方東京新聞の記者の久間木さんが、皓星社に取材に見える。藤巻さんの呑み友だちだそうだ。「今若い記者たちは、一連のハンセン病訴訟に関心を示さないのですよ。」と。「七月六日の『ハンセン病文学全集』編集会議に取材に行ってよいですか」といわれる。もちろん、もちろん、ありがとうございます。

そして日誌をつける。時間は午後十一時十五分、そろそろ帰らなくては。

二〇〇一年五月二十七日（日）　**藤本としさんはすごい**

この三日間、こもって『ハンセン病文学全集』随筆巻のための粗選をする。

読み終えたのは、『甦ったもうひとつの声』（本田稔著　一九八九・四・六　皓星社）、『海人全集下巻』（明石海人著　一九九三・三・二十　皓星社）、『トラジの詩』（『トラジの詩』編集委員会編一九八七・八・十五　皓星社）、『地面の底がぬけたんです』（藤本とし著　一九七五・七・三十　思想の科学社）、『深い淵から』（堀田善衛　永丘智郎編　一九五六・五・二十　新批評社）だ。

ずっと先に、藤巻さんが『地面の底がぬけたんです』を買ってきてくれて、そのときにはぱらぱらと見たつもりだったが、今回読みなおしてみてこの本には驚かされた。例えば、「くだける」

私は失眼して間のないころ、軽症寮の友を訪ねたことがあった。すすめられたお茶をこぼさぬように、こわごわすすっていると、友がこう言ったのである。「あんたの好きな焙豆がな。すこしばかりあるのや。さあ……手をだしなはれ」私は喜んでその言葉にしたがった。すると、「あらまあ、両手を出すほどありゃへんがな……」と苦笑しているらしい声がいきなり私の胸を射た。……「なに言ってんのよ。どんなにすこしでも私のお手皿は小さいから、二つ並べなきゃこぼれるわよ。眼で梶は取れませんからね」今なら平然とこう言ってのけただろうに、そのときは新米盲の悲しさで、心はまともに傷ついてしまったのである。私が他室で物をいただかなくなったのは、この時からである。ところが今日、思いがけなく、そのかたくなが大痛棒をうけた。こうである。（中略）何とかしてこのご馳走をさけねばと苦慮しはじめたのである。そこで、コーヒーを飲んできたばかりなので満腹なのだと言ってみた。用事があるのですぐ帰るとも、奥歯がうずくとも言ったのである。けれどチエさんは、「今日は特別の日だから一つだけでも食べておくれ」ときかないのである。私はとうとう根負けして、「では一つだけよ」ということになってしまった。たちまち牡丹餅があらわれた。じつは大好物のそれである。千恵さんはゴム紐で、私の手のひらにしっかりさじをくくってくれた。古里から送られてきたという糯米と小豆のなつかしい匂いが私の五臓をかけめぐる。ひと口いただいてみると、まったく美味しい。内心はほくほく、ふたたびさじをおろそうとしたとき玄関で大きな声がした。「こんちわー、いるかなー」杉山さんである。彼もやっぱりしゃもじに招かれたらしい。やがて、彼の前にも牡丹餅が運ばれた。

この人も盲目なので、チエさんが持たせてあげた箸でコツコツと器をたたいて、そのありかを教えている。「あっ……こりゃうめぇ、とってもうめえぞ」杉山さんのしんからうれしそうな声が私の耳を打ったとき、私は一つ食べ終えた。

そこへチエさんが来て、「さあさあ……もっと食べや、追加をたんと持ってきたぜ」と言った。杉山さんはさらに歓声をあげてこれに応じたのである。チエさんは私にも声をかけた。「じゃあ、もう一つ」私はうっかり言ってしまった。

その背にぴしりー、平手がとんできたのである。「あんたは、うちに来てまで遠慮してー、ほんまに阿呆やー」と言葉がつづいた。

お腹いっぱい食べ終わった私の顔は、濡れタオルできれいに拭きとられた。手も同様に掃除されたのである。わたしの目はこのとき覚めた。長い間人々の愛情を踏みにじっていたことが悔いられた。人と場所とを分別する心をわたしに残して、狭心はくだけていったのである。

すごいなと思う。むだがなく、人間の奥深さを感じさせる作品だ。

鶴見先生が「藤本としの作品は随筆の巻にたくさん入って来ますよ。」とおっしゃっていたのを思い出す。鶴見先生がおっしゃった、「文字として残されたものすべてを文学ととらえる」という例にまさにはまっているケースだ。

原稿を読む。読む。読む。
よくしたもので疲れると眠る。こういう生活を三日間、テレビも見ず人にも会わず続けた。
いまどきは朝の四時も夕方の五時も明るい。目が覚めたときに、これから食べるのが夕ご飯なのか朝ご飯なのかわからないという経験をした。(目が覚めるとすぐご飯を食べるのが私の日常です)
こういう生活は後しばらく続く予定。

二〇〇一年五月三十日(水)　随筆の粗選の原稿を鶴見先生へ送る

しばらく日誌をつけられなかった。この三日間を簡単に。
月曜日に定例社内会議で、正式に『ハンセン病国賠訴訟全裁判記録集』を刊行する方向で原稿を集めることを決定する。この企画は東京地裁に砌さんたちが提訴したときに、こういうことをまとめたいという思いで私と藤巻さんとで話しているうちに出た企画だ。しかしこんなに早く具体的に考えられるようになるとは思わなかった。
先週から熊本地裁の判決文をブックレットに緊急出版しようかと藤巻さんと話してきたが、国が控訴をせずということで、全面解決の方向で歩み出したのなら、国賠訴訟の支援としての皓星社ブックレットはある使命は終えたということだ。むしろ、ハードの状態でカチッとまとめ、図書館などで資料として末永くおいてもらうことのほうが意味も出てくるだろう。

随筆の巻の粗選のリスト整理をする。思ったより時間がかかってしまった。原稿の分量を計算したり、原稿でおちているものがないか確認したりで。これでもう先生の元へ原稿が行ってしまうと思うと、なんだか自信がなくなり抜けているものはないかとか、目配りが足りないのではと思ってみたりして、クヨクヨしてしまった。

けれど思いきって、鶴見先生宅へ『ハンセン病文学全集』随筆巻の原稿を送る。すっきりとクヨクヨと相反する気持ちで終る。

三十日はハンセン病図書館にいってきた。

一週間ぶりに山下道輔さんに会う。お元気そうだ。「図書館で仕事をしていると元気になるんだ。控訴もされないことになったので安心して思う存分、図書館の仕事に精を出せるよ。」とのこと。

短歌の巻の作品候補で、まだ入手されていないものがあったのでお借りしてくる。

社に戻って、五冊分のコピーを取る。

夜、『ハンセン病文学全集』のホームペイジのことで打ち合わせをする。といっても、原島〔峰子〕

さんと藤巻さんが、私向きの日記帳のサイトを探してくれたり、具体的にアップできるようにいろいろはからってくれる。みなさんありがとう。この日誌も後数日で、ホームペイジに登場です。

二〇〇一年五月三十一日（木）　山下さんのこと

朝起き上がることができなかった。何とか午後からでも行くようにしようかと思ったが、無理して行くより今日はいち日寝て明日からまたがんばろうと思い直す。

『永遠の都』（加賀乙彦著　一九九七・五・一　新潮文庫）、『戦争ノート』（加賀乙彦著　一九八二・八・十五　潮出版）、『家の中の広場』（鶴見俊輔著　一九九二・四・十五　編集工房ノア）読み始める。

藤巻さんと電話で話す。朝日新聞に山下さんの記事が出ているという話を聞いて新聞を見る。「「不作為」報道もまた」という見出しで山下さんが大きく写っている。

体調は悪かったが、さっそくハンセン病図書館に電話をする。山下さん朝日新聞!!というと、「ものたりないんだよな。もう少し書きこんでほしかった。自分の仕事はボランティアに支えられているって書いてほしかったんだ」という。思わずウルウルしている私にすかさず、「そういうふうに書いてくれたらボランティアの人も増えるだろう」と。

そのかわりに私は思わず心の中で「おみごと」と思い笑いあった。

山下さんと初めてお会いしたのは、今から十四、五年前のことで『海人全集』の件で、ハンセン病図書館に訪ねたときだ。当時は今のように建て増しもされておらず、こじんまりとした図書室で、いろいろお話をうかがった。

なぜかとても覚えているのは、初めて伺ったときだったか、お昼に園内放送がかかり、「やきそばができあがりました。ショッピングセンターにて販売しております。」と聞いて、山下さんが雨の中センターまで買いに行ってくれて二人で図書室であたたかいやきそばを食べたことだ。後になってから、山下さんは家に帰ると給食が待っていることを知った。

またもう一つ印象に残っているのが、図書館にコピーがなかったので自治会までコピーをとりに行かなくてはならなくて、（これがけっこう離れている）山下さんが私といっしょに自治会まで自転車の荷台に資料を乗せて、二人して自治会室まで話しながら歩いたこと。

山下さんはハンセン病に関係する資料を集めるのを使命と思い、自費でよその園に行ったときには全生園にないものを、長年コツコツと集めたものが、今のハンセン病資料館の図書室であり、ハンセン病図書館に集められているものだ。

山下さんがいなければこれらの図書室も、ハンセン病図書館もなかっただろう。

ハンセン病図書館は、資料の貸し出しを行っている。そしてその貸出し期間は、利用者の事情を聞いてそれぞれの申告した時間までいくらでも貸出してくれる。利用者の都合が第一優先で、遠方からきた人や、卒論の学生達やずいぶん助かった人達は多いはずだ。また質問にも何時でもいくらでも答えてくれる。

図書の貸出し作業だけでも、山下さん一人では時間が取られると思うが嫌な顔はひとつしない。また事故でせっかく集めた資料がなくなる可能性だって高いと思うが、貸出し申告制は、決して止めない。「自分が集めてきた資料をたくさんの人が利用してくれることはうれしい」という。

そんな山下さんを私は思想の人とおもっている。きちんと実行するのだ。長い時間をひとつの信念でやりとおし、そしてそれを人にわけあたえる。頭が下がる。

そして『ハンセン病文学全集』も山下さんの協力がなければむずかしいだろう。

二〇〇一年六月三日（日）　作家の方々

小説の粗選に入る。

『埋もれる日々』（冬敏之著　一九七一・十・二十　東邦出版社）、『黒い炎の影』（栗生創作会編　一九六〇・八・十　文理書院）、『廃園の灯』（長島創作会　一九五二・十一・二十　長島愛生園慰安会）を読む。良い作品が多い。

それにしても七月六日の会議までに、やるべきことが日ごとにたまっていく。

これはお尻に火がついていています。

二〇〇一年六月四日（月）　大助っ人現る——清水昶さん

一週間が飛んで行くようだ。今日から月曜日。

今回の粗選で、頭を抱えていたジャンルを順に示すと、短歌の選、俳句の選、詩の選だ。ボリューム、時間の問題というより、私自身の作品選択に自信がなくて考え込んでいた。短歌は、編集協力者でもある冬敏之さんに頼んだ。しかし、俳句〔と詩〕は誰に頼もうかと悩んでいたら、藤巻さんが詩人の清水昶さんに頼んでくださった。

清水さんは、皓星社のほうへ来て作業をしてくださるということで、今日から一緒にお仕事です。そして清水さんは七月六日の編集会議にも出席予定。会議のメンバーがどんどん充実してくる。

また清水さんは秋の社員旅行にも出席予定。これはまたまた今から十二、三年前のことで、楽泉園の谺さん全生園の山下さんと夏、楽泉園に宿泊しながら、あっちこっちをさまよった。そのときに中之条にある四万温泉に立ち寄った。三人とも「うーん。いいところだ」と。ここでゆっくり川のせせらぎでも聞きながらいっぱいやりたい。」と。そこで戻って、藤巻さんと相談し、皓星社主催で、谺さん、山下さん、能登、藤巻さんと社員旅行をしようと話が決まった。

それから十二、三年たってしまった。（前にも聞いたような話）何年か実現されないままで、いつしか「皓星社出世旅行」と銘々され、忘れたころに話されるようになってしまった。その旅行を今年は実現させようというのだ。皓星社としても初の社員旅行となる予定。

鶴見先生、加賀先生からご連絡いただく。

二〇〇一年六月七日（木）　詩の粗選始まる――清水昶さん

毎日清水さんは通ってきてくださる。梅雨に入ったようで、ご足労おかけいたします。

詩は第三回目の粗選となる。現在、二一〇〇編あまり。これを二巻の構成にするから、約半分落とすことになる。これを十五日までに仕上げてくださる予定だ。そしてその翌週から俳句の粗選にかかってくださる。こうして『ハンセン病文学全集』進む。

仕事が前に向かって動き出しているということがこんなにうれしいなんて。しあわせだ。

こんなことというと清水さんに「しあわせは星の彼方にあるんだ。」といわれそうです。

二〇〇一年六月十日（日）　お会いしたかった――北条民雄さん、氷上恵介さん

ひきつづき小説の粗選を行う。

『ハンセン病療養所』（冬敏之著　二〇〇一・五・十　壺中庵書房）、『定本北条民雄全集上』（北条民雄著　一九九六・九・二十　創元社）、『オリオンの哀しみ』（氷上恵介著　一九八五・一・五　氷上恵介遺稿集出版委員会）。

冬さんは『ハンセン病文学全集』の編集協力者でもある。

氷上さんの「感傷旅行」は氷上さんの人柄が出ていていい作品だ。全生学園の補助教師を通して子供達との係わり合いが克明に描かれている。この作品は最初は自伝的私小説なのだが、途中から作風が代わり、生活記録に近い位置で書きこんでいる。また未完の作品なのだが、全集に必ず載せたいと思う作品の一つだ。これは小説に送りこむべきなのか、それとも記録（自伝）とかの巻を別立てにするべきか。なやむな。

北条民雄はやっぱりです。文章の上手なかたです。ただ私自身は、随筆や、日記のほうが面白いと思うし、生き生きとしているように思う。でも二十四歳です。やはり天才か。


『「忙即閑」を生きる』（大岡信著　一九九二・八・二十一　日本経済新聞社）を読む。

気になったところがあるので、私自身の心覚えとして控える。

「〈編集者〉が、かつての宗匠に匹敵する役割を持っているのではないかとのべたことがある。

私は現代の社会において〈編集者〉が占めている地位、その役割の大きさについて日ごろ考えることが多い。それは現在のように私たちの生活が多様なレヴェルの情報によって包囲され、動かされる時代になれば、当然のこと、それらを捌いて整理し、適宜必要な束に束ねなおして再発信してくれる存在が求められるようになるからで、私はその役目を効果的にはたしうる人を〈編集者〉と総称しているわけである。」

努力します。

二〇〇一年六月十一日（月）　随筆の巻の事で、鶴見先生からお電話をいただいたこと

たった今鶴見先生からお電話をいただいた。

五月三十日にお送りした、随筆の巻の粗選の結果についてご連絡を頂きました。三十日に鶴見先生にお送りしたときには、けっこうクヨクヨしていました。翌日先生宅へファックスを入れて、状況（選択の内容）についてお聞きしたりしてしまいました。

先生は「三日かけて読みこんでみたが、とても良い選です。このままで行きましょう。巻のタイトルは〈記録・随筆編〉としましょう。構成は、プロミン以後とプロミン以前で療養所の状況はがらっと変りますが、内容でまとめましょう。大正の気風が残っている作品を〈記録Ⅰ〉とし戦後の気風の出ているものを〈記録Ⅱ〉とする。それ以外のものを随筆という広いテーマでまとめましょう。」

あー仕事をあきらめないで続けてきて良かった。

うれし泣きです。

二〇〇一年六月十二日（火）　たくされた短歌集――笹川佐之さんのこと

多磨全生園に向かう。まずハンセン病図書館の山下さんを訪ねる。お借りしていた十冊ほどの句集を返却する。

いつのまにか住み付いた、（といえ、エサだけを食べに来る。具合が悪くなると住み付く）何代目かの猫「マダラ」が持ち直したようだ。先に伺ったときには虫の息だった。あいかわらず痩せてはいたが、荒い息はおさまっていた。

昼になりマダラだけを図書館に残し、山下さんと出る。山下さんの舎に向かう道すがら、昔話に花がさく。ぽつんと「藤田四郎さん（氷川恵介さんのこと）も世羅佐司馬さん（天才画家）も光岡良二さんも、看取ってしまった。自分はずいぶん長生きしたな。」さびしいことをいう……。舎について上がってゆくように言われるが、給食が届いているだろうと思い辞退する。

山下さんは自分の舎の庭の畑をながめて、指をさす。中央のこんもりしているところに二株か三株えんどう豆が育っている。「ツタンカーメン王のえんどう豆を育てているんだ」とのこと。私が差し上げた豆を育ててくれているんですね。

「山下さんツタンカーメン王のえんどう豆の畑というより、どくだみ畑だね。」あたり一面はどくだみが生え茂っている。

「どくだみも干してお茶にして飲んでいるんだから、畑には違いないや。」大笑いする。

ハンセン病資料館が開館するのは一時からなので、園内を散歩する。

面会所の裏の竹林はすばらしい。永代神社を一回りして、資料館に向かう。

山下さんが資料館の運営委員を辞められてから、図書の運営までは手が回らず、今現在はボランティアがそれを支えている。そのためなのか図書の貸出しは一切、現在行われていない。

先週のうちに、ダメもとと思い在園者で運営委員の佐川〔修〕さんに事情を聞いてみた。やはり前例がないそうで、運営委員会（つきに一回）で貸出し許可の同意を得ないと難しいとのこと。

あきらめかけたころ「でも『ハンセン病文学全集』は特別だよね。すぐ返してくれるならなんとかなるかもしれないよ。」とうれしい返事をいただき、今日お借りにうかがった。

うかがってみるとやはり難しいらしくて、いろんな方にことわりを入れたりしてらした。いろいろごめんどうをかけて十五冊（俳句集）を借りてきた。あさって返却の予定。コピー取りまくります。

佐川さんは「『熊笹の道』（笹川佐之著　一九八〇・四・十九　自費出版）を知っていますか。弟なんですよ。盲目になり最初に舌読をしたのも笹川なんです。失明してから短歌をやりだして、三十三歳のとき、昭和三十三年に自殺しました。」と一冊の本を書棚から取り出して持ってきてくれる。

大切な思いを預かり社に帰る。


二〇〇一年六月十三日（水）「楓」編集部の望月さんのこと・香山末子さんのこと

どうも寒気がして、体調が良くないので河田町の病院に寄ってくる。あいかわらず診察時間はあっという間で、待ち時間は長い。

『死刑囚の記録』(加賀乙彦著　一九九七・四・三十　中公新書)を読みはじめる。面白い。

昨日、ハンセン病図書館の山下さんと話していたときに園の中にある、全生分教室に通っていた子供が、死刑囚と文通していたという話を聞いた。そういえば、当時派遣教師をしていた鈴木敏子さんの原稿を見る機会があってそのときにそういう作文を見たような気がする。ちょっと調べてみたいと思う。


昨日、留守中に邑久光明園の「楓」編集部(園の機関誌)の望月〔拓郎〕さんからお電話をはじめて頂戴した。電話を入れる。名乗ると、私のことを知っているという。

私は長島の愛生園には『海人全集』の件ではずいぶんと長期滞在をして取材したが、光明園には車で園を回る程度しか立ち寄ったことはない。なぜかなと思っていると、「栗生の人達から名前だけは聞いて知っているよ。」と気さくに話してくれた。

私が『ハンセン病文学全集』のことを話すと賛同してくれて、ぜひ栗生の香山末子さん(金末子《キムマルチャ》)の詩を全集に入れてくれるようにとお願いされる。私は香山さんが大好きで、(人柄も作品も)この方には全集を見ていただきたかったと思う方であるので、望月さんと同じ気持ちだと述べた。ある意味、私にとって香山さんがいたから、『ハンセン病文学全集』を作りたいと思った一人だといえる。

ため息
大きなため息

大粒の涙
その中で私は腐って
大きいため息は親ゆずり
癩病がほんとに邪魔になって
あとは何もない胸の中
今はため息も大粒の涙もどこにもない
子供には爆弾で死んだことになっている私
八月十五日がくると
年一つ年一つ三十六年を数えている
長崎の原子爆弾で死んだ人拝んでいる
坊さんの声も賑やか
鐘の音もがーんがーんと
永く響いてテレビの箱に
燃えたまった線香の煙がいっぱい
初子の年を数えている胸がいっぱい
今年三十九歳、三つで別れて
三十六年を迎えた

八月十五日になると
その娘に気持ちが追いつめられる
死んだわたし

『鶯の啼く地獄谷』（香山末子著　一九九一・七・七　皓星社）より

香山さんは盲人だ。いつまでも三歳で別れたおかっぱ頭の娘の面影しか知らない。


終日コピー取り。ややコピーあたりする。

これもそれも、リストができあがったときに、すべてコピーを取り終わったと思いこんでいた私がいけない。だけどずいぶんたくさんのコピーを取ったのです。うっかりでした。

予定どおりに小説の粗選はぜんぜん進んでおりません。一日二冊を読みこもうと思っていましたが、三日コピー取りをすると六冊たまります。うーん。よわった。


二〇〇一年六月十四日（木）　國本衛さんからいただいた電話。

午前中は自宅で、小説の粗選をする。

二時半に資料館で佐川さんと、会う約束になっているので清瀬に向かう。おとといお借りした本をお返しして、あらたにまた貸出しを受けて社に戻る。

夜九時ころ全生園の國本さんからお電話を頂く。

國本さんは、五月十一日の熊本地裁の判決以来、国の控訴を取り下げさせる活動を先頭にたってがんばってきた方だ。控訴断念後、取材やら後始末などでかなりお忙しかったらしい。四日の日に全生園に戻ってきてから、倒れて今日まで入室（入院）してしまったそうだ。國本さんも自分の命をかけてハンセン病問題に取り組んでいるのだ。

用件は、控訴が取り下げられた翌朝（二十四日）、國本さんにメールマガジンの原稿依頼をした。（メールマガジンの担当者が）それが、國本さんにとって今大事な原稿になったというお礼の電話だった。「記憶がどんどん薄れてしまっていて、あのタイミングで原稿依頼を受けたから非常に今助かっていますよ。ありがとう。」

こちらこそ体がしんどいときに、書いてくださって本当にありがとうございました。

ハンセン病国賠訴訟原告代表団事務局長

國本　衛

控訴断念の報に接して、自分の耳を疑った。この日、各新聞の夕刊はみな「控訴決まる」の報道を流していたからだ。

首相との会見を終え、集合場所の弁護士会館に遅れて到着したのは午後6時すぎ。

「控訴断念が決まりました」

という弁護団の報告の声が私の耳に飛び込んできた。思わず、じんじんと胸に湧くものがあった。これでようやく、私の人生が蘇ったのだ。しかもそれは六〇年ぶりの蘇りなのだ。一四歳のときに社会から隔離され、いま七四歳。遅かった、あまりにも遅かった人間復帰なのだ。

２００1年5月23日、歴史的な瞬間を迎えた。原告代表団の事務局長として、午後4時より10分間の予定で首相と会談することができた。

首相は一人ひとりと固く握手した。

原告たちがそれぞれに被害の実態を述べたとき、目を潤ませ、涙がにじむのを見た。

私は別の角度から、

「総理に期待と希望を持って今日会いにきました。熊本の判決は、国民誰もが納得のできる判決でした。その後の政府の対応を全国民が注目しております。今、小泉内閣は支持率80％。その期待を裏切らないよう願います。どうか国民に背を向けるようなことはしないでください。控訴になれば、国民への背信行為ともなりますし、これからも人権侵害を重ねることになります。どうか、私たちの名誉と誇りを回復させてください」

大要以上のように述べた。会談は予定時間をはるかに越え、40分を経過した。

総理は、

「みなさまがたの要請を真剣に受け止めております。私はまだ結論を出しておりません。そういうなかで、みなさんの声を聞かせていただき、感謝しております。これまでのハンセン病に対する国の施策につきましては、心から反省しなければなりません。今日はみなさまのお話を参考にしながら適切な判断をしたいと思います」

そういって、別れ際また一人ひとりに固い握手を求められた。それは歴史的な感動の握手だった。あの握手こそ、ハンセン病患者への未来を約束した握手だったのだ。

わたしたちの訴えが、総理の最後の決断を促したと信じている。


「皓星社通信」二〇〇一年五月二十五日号　NO.25　より

二〇〇一年六月十五日（金）　詩の粗選終る

本日、七時ころ清水昶さんが、詩の粗選を終える。ありがとうございました。清水昶さんは来週から俳句へ移る予定です。

二〇〇一年六月十八日（月）「長島文学会」森田竹次さん、「火山地帯」風見治さん

週末と月曜日で、以下の小説を読みこむ。

『ひとつの世界』（火山地帯同人会　一九七八・二・一　火山地帯社）、『奇妙な国』（島比呂志著　一九八〇・七・十五　新教出版社）、『癩夫婦』（宮島俊夫著　一九五五・十二・二十　保健同人社）、『生きものの刻』（名草良作著　一九七二・一・一　私家版）、『深海の魚族』（長島文学会　一九五一・四・五　大谷出版社）、『残影』（栗生創作会　一九七三・六・二十五　栗生楽泉園慰安会）

長島文学会は『廃園の灯』のときにも思ったが、全体の水準が高く、うまい人が多い。その中でも、やはり森田竹次さんの「幽明の記」は何回読んでも涙ぐんでしまう。火山地帯社は、独特の雰囲気があり、面白い。風見治さんの「絆影」は後半がやや長い気がするが、良いものだ。

二〇〇一年六月一九日（火）　清水昶さん、俳句の粗選に・資料館で山下さんと。

朝九時出社。『ハンセン病文学全集』の事務方の仕事が、山盛りになっているので取りかかる。まずは日誌を。

きづくと（十一時）資料館に出かける時間になっているので多磨に向かう。今日は俳句の最後の図書の借り出しに行くのだ。本当は時間を見て（せっかく多磨にきたのだから）ハンセン病図書館の山下さんを訪ねようと思ったが、処理しなければならない事務仕事があるのでまた来週にでもと思い山下さん宅の留守電に入れる。

今日は資料館がこんでいて、また佐川さんも原稿の〆切りのようで忙しそうだ。

俳句の書籍のチェックをしていると、ふと顔を上げると目の前ににっこりと笑顔の山下さんがいる。「今日来るっていっていた日だよね。遅いから用事もあったし見にきたよ。」ごめんなさい。留守番電話聞いていていなかったんだ。

星塚のつきだまさしさんが、二十五年ぶりに詩集を出されたようで、カウンターの上に新刊が乗っている。「読みたいなぁ、というと、山下さんも「自分もほしいな。」とおっしゃり、さっそくつきださんのところへ電話して、私の分と山下さんの分を注文してくださる。

山下さんと資料館でお会いするのは、とても久しぶりのことで、ここだとコンピュータもあるしで、無理を言って皓星社のホームペイジを立ち上げてもらう。

じつは私、勝手に山下さんのことを「ハンセン病文学全集編集室日誌」に書いてしまっているんだけど、と話すと「かまわないよ。つきあい長いし」と。そうは言っても見てくださいよと言うと「字か小さくてよく読めないな。」というので今度拡大した出力紙を見てもらうことにする。

そしてボソッと、「図書館にもコンピュータ入れるかな。」来館者の方や、ボランティアのかたがたからもハンセン病関係のホームペイジの話やらを聞き、資料収集家の山下さんとしては、電子資料の行方も気になってしょうがないのだ。

入れましょうよ。メールも来ますよ。山下さんの仕事が増えてしまうかな。メールの返事を出したりとかで。

「コンピュータをいれたらこちらから見るだけにするから」と。そううまく行くといいけど。

私はこの頃、お尻に火がついている。今日はその上、頭から湯気も出ているという感じだったが、山下さんと話していると知らないうちに、気持ちが落着いてくる。湯気が自然と無くなる。

社に戻り三日ぶりに清水さんに会う。現在、候補に上がっている句数は、五万句にもなる。これを七〇〇〇句ぐらいまでには切り捨てていただかなければならない。落とすのはけっこう苦労です。清水さん、ご苦労かけますが、宜しくお願いいたします。

二〇〇一年六月二十日（水）　随筆の巻の目次の原稿、鶴見先生から

朝は小説の粗選をする。

『その土の上で』（沢田五郎著　一九七一・四・一私家版）を読む。沢田さんの作品は人物が面白い。けれどかなしい。人観察の眼を持っていつも過ごしていらっしゃるのだろう。「泥えびす」はそんな作品だ。

鶴見先生から、随筆の粗選の原稿と目次の原稿が到着する。いただいた目次の原稿は七月六日（金）までにデータを打ちこんで、他の先生方にも見ていただくようにしたいと思う。

今週やるべきこと

○清水さんにしていただいた詩の粗選に基づき、リストの更新をする。

分量を計算して、多いようなら清水さんと再度相談。

○資料館に行って最後の俳句の原稿本の借り出しを受ける。そしてそのコピーを取る。（これは本当に痛いです。）
○清水さんと俳句の巻の打ち合わせをする。ボリュームとタイムスケジュール。
○先生方に会議の内容（検討事項）、場所・時間・日にちのご連絡を入れる。
（「編集日誌」も見ていただくようにする。）

半日かかり、詩の粗選リストはまだ十頁しか出来上がらない。あせるがもう日付変更線だ。かえらねば。

二〇〇一年六月二十一日（木）　はたはたの者を楽にする、渡辺城山さん

昨夜かえって寝る前に、『遺稿集　闘病鬼』（渡辺城山著　一九八三・十二・一　私家版）の巻末にある、「私の自叙伝　生きることと義務　昭和五七年四月二〇日介護員新人講習会において」を読む。

「人間はこの世の中に働くために生まれてきたんだよ」とは教えられている。

働く為に生まれてきた。

それでは「働くとはどういうことかな」と思ったら「働くっていうことは、はたはたの者を楽にしてあげるためだよ。だからはたを楽と言うんだよ。はたが楽にならないような働きは、本当の働きではないんだ。それは自分が楽をして、人に骨おらせていることじゃないか。だから、人々を楽にしてやるからはた楽」そういうふうに教えられたのです。（略）私は働くっていうことの根本的なものは、はたはたの者を楽にしてあげるというだけのものではなくて、心の奥にね、徳というものを積むんだと思う。（略）神様から教えられた労働によって徳を積むんだ。

渡辺城山さんは十七歳のときに多磨全生園に入所している。昭和六年のことである。入所前に仕事の経験はない。当時の療養所は病気の軽い者が重いものを看るということを強制的にされていた。とくに重病室を世話するものを付き添い人といい、いやがられる作業であったが、これを拒否すると重監房行きになったという話もある。わずかな作業賃だけでできる仕事ではない。そういう時代をくぐりぬけた言葉だと思う。頭が下がります。

私は毎月きちんと給料をもらって、その上好きな仕事をしている。このことを取っても恵まれたことだ。もっとはたはたを楽にしなくては。

二〇〇一年六月二十四日（日）　小説粗選、風見治さん・小泉孝之さん

『小泉孝之　創作Ⅰ愛のかたち』（小泉孝之著　一九七〇・七・三十　復権文庫）を読む。

小泉さんはもと全患協会長で、一九六九年の抗議行動のときにも先頭に立ってやられた方だ。『ライは長い旅だから』（冴雄二　趙根在　一九八一・七・二十　皓星社）の写真に登場している。

小泉さんは、とてもやさしくてきれいな小説を書かれる。『死にゆく日にそなえて』（森田竹次著一九七八・四・一　森田竹次遺稿集刊行委員会）、『鼻の周辺』（風見治著　一九九六・四・八　海鳥社）六篇中、五篇は採用したくなるような良い作品が多い。

二〇〇一年六月二十五日（月）　島田等、しまだひとしさんのこと

ふときづいたら明け方の五時で、びっくりしてしまった。そのくらい『病棄て』（島田等著一九八五・十二・二十　ゆみる出版）を読み始めたら時間がたつのを忘れた。

島田さんとは、『海人全集』の編集作業で愛生園に滞在したときにお目にかかったのが最初だったか、それとも大江満雄さんが詩話会につれていってくれたときにお会いしたのが先か、記憶があやふやになってしまった。ただ私がハンセン病療養所の子供のことをまとめた原稿を書いたときに、島田さんに見ていただいたことがある。本は最初にお会いしたときにいただいたものだ。

そのときにも読んだのだが、どうも私の中にすんなり入ってこなかった（難しかった？）という記憶がある。今回読みなおしてみると島田さんはすごい。例えば、「北条民雄断想」。

川端は北条の書く内容によっては、北条が病院内で窮地に陥ることへの配慮は、書かれたものに即して、先入のないヒューマンな眼でされなければ、真実を遠ざけ、理不尽の出先を容認するばかりである。「癩者はすべて国家または公共の恩恵を蒙って生きている」という発想は、窮地の本質を解く鍵にならない。

川端が北条の上に予想されたどんな窮地が人間的な正当性を持っていたか。そのとき国家の恩恵を強調することは、多数者の名分による患者たち個々の人間性圧殺を容認していくことにつながるものであった。そうした容認の一国の基盤の上で、理不尽な磐石であったのだ。

（註）北条がいらだち、あせりながらも筆を捨てなかったのは、そうした磐石への確かな否認においてしか、生き続ける意味を見出せなかったからではないか。

（註）北条の死をめぐる川端の作品『寒風』を見ても、川端のらい院やらい患者に対する眼は通念的であり、体制的なことにはほとんど疑念をはさんでいない。ゆきずりでなく、三年間北条の作品に接してきた作家の眼であれば、それは本質的な資質であろうか。

私も川端康成の『寒風』を読むと、つめたいなという感がする。それはずっと気になり、また気になる気持ちを覚えておこうと思っていたから、島田さんのいうことはよくわかる。『病棄て』は予防法がなくなっても、勝訴してもハンセン病の問題の「本質」にきりこむとても良い評論集だと思う。島田さんともっとよくお話をしておけば良かった。

これで眠ったら起きれなくなりそうなので、支度をして社に向かう。
私が一番のりと思っていたら、もう会社には三人もの人達が来て仕事をしていた。
先生方に、会議の詳細をお手紙しようと準備する。（場所・時間など）またこの編集日誌も見ていただこうと思う。

詩の巻のリストは、あい間あい間でやっているが、なかなか進まない。清水さんの俳句の選も難航している。


二〇〇一年六月二十六日（火）「ハンセン病文学全集編集室日誌」を送る・志樹逸馬さん

ハンセン病資料館から借りていた俳句の単行本を返しに行く。

ハンセン病図書館では山下さんから『物語・ものがたり』（つきだまさし著　二〇〇一・五・二十私家版）をいただいてくる。

「LEPRA　二人芝居」久保美芸子主演、北野茨脚本・演出のお芝居の話を聞く。『忍びてゆかな　小説津田治子』（大原富枝著　講談社）が原作だそうだ。二〇〇一年九月二十一日から二十二日に新宿文化センター小ホールにて開演するそうだ。興味をそそられる。

戻って、先生方に編集日誌を送る。そして日誌をつける。清水さんは今日はお休み。だいぶくたびれたらしい。

詩の巻のリストを作る。重複チェックに時間を取られる。私は志樹逸馬さんの詩は大好きだ。清水さんも推薦の、

私は鉦を叩く

私は
私の鉦を叩く

ちっぽけな生命だが
天地にひびく
このかなしみを
知らないか

土の中では　土の唄
草の中では　草の唄

私は
私を知っている
　たった一人の鉦叩き

もうひとつ、

苦しい時には

苦しい時には
苦しんだがいい

悲しい時には
悲しんだがいい
　ということばが
何時か　私を解放する
唯一の鍵になっていた

日付変更線を越えてしまった。だけどとってもやる気、元気。眠くないぞ。

二〇〇一年六月二十七日（水）「『ハンセン病文学全集』ホームペイジ」公開間近。

朝から詩のリストを作ることに集中する。
やっと三分の二くらいまできた。明日にはまちがいなく終る予定。その後はひきつづき小説のリストを作ってゆこう。会議まであと八日だ。がんばりましょう。

ところで、「『ハンセン病文学全集』ホームペイジ」がいよいよ具体的になってきた。

○「ひと」のコーナー＝出会った方たちのことや、会議の内容や、原稿依頼をしてゆきたいと思っている。

○「編集日誌」＝毎日の作業や、思ったことを書いてゆきたい。

○「ハンセン病関係図書目録稿」＝全集を作るにあたっての最初に作った目録を公開。

○「ハンセン病関係リンク集」＝ハンセン病関係のホームペイジを紹介。

メニューは以上です。

「ひと」のコーナーと、「編集日誌」についてはバックナンバーをためてゆくつもりです。

今日は「編集日誌」を全部読んでいてくださるという方から、あたたかいメールをいただきました。こういうメールをいただくと力がわいてきます。ありがとうございました。

ホームペイジは、私の隣に座っているHさん（WEB MASTER）に材料を渡しっぱなしで立ち上げ作業をしてもらっています。ありがとう原島。明日には公開になりそうです。

二〇〇一年六月二十八日（木）「『ハンセン病文学全集』編集室」ホームペイジ登場！

光明園の望月さんからお電話をいただく。

皓星社のハンセン病関係の本を購入してくれるそうだ。よくうかがってみると図書館を新しく建てるそうで、そこにおいてくださるということだそうだ。

昨日予告したように、ホームペイジがアップされた。とにかく七月六日の会議までにひとつ、予告していた計画はすんだ。さいさきがいいです。（オモテの日誌）

じつはこの日誌を書いている隣で、原島さんはカチカチカチ作業中です。昨日私が渡した、材料を加工してくれているのです。（『ハンセン病文学全集』ホームペイジを立ち上げている）後ろでは藤巻さんが、今私がつけている日誌が先か、ホームペイジが先かとあおっています。こんな状況での立ち上げということが本当のところです。なんだかこれがほんとの私の『ハンセン病文学全集』の偽らざるありさまです。（ウラの日誌）

とにかくたった今これはウラもオモテもなくアップいたしました。

やったね。原島本当にありがとう。お世話になりました。

日付変更線を越えて三時間。となりではHさんが企画書をこさえ、背中合わせの方は沖縄民謡をかけて深夜（明け方）であるにもかかわらずにぎやかです。

私は、詩のリストの仕上りが、九〇パーセントまできた。あともうひとがんばり。帰ります。

「みみずく通信」創刊準備号〔掲載日不詳だが、内容に鑑みてここに採録する〕

『ハンセン病文学全集』とは。

皓星社では十五年くらい前から、草津の楽泉園で詩の選者をされていた村松武司さんと、詩人で今回のハンセン病国賠訴訟の原告の谺雄二さんと、ハンセン病図書館の館長で原告の山下道輔さんらと『ハンセン病文学全集』を作るという「夢」を語りあっていました。話をしているうちに私たちは何が何でもやりきろうと決意を固めていったのです。

その後、十数年はあっという間にたち、村松武司さんは二度とお会いできない人となってしまいました。なくなられてしまうと村松さんとの約束を果たすのは、『ハンセン病文学全集』を刊行するしかありません。皓星社の準備が整い、鶴見俊輔先生たちと具体化を話し合っている、ちょうど時を同じくしてハンセン病国賠訴訟の判決（熊本地裁）、政府の控訴せずの決定と情勢は、私たちの思いを追い越して急展開しました。

『ハンセン病文学全集』は文学全集として成立するのか。と思われる方々も多いでしょう。ある意味、『ハンセン病文学全集』が成立するという背景がハンセン病が抱えている問題点ともいえるのではと思います。明石海人の有名な『白描』に「（略）――深海に生きる魚族のように、自らが燃えなければ何処にも光はない――そう感じたのは病がすでに膏肓に入ってからであった。（略）」とあります。人はなぜ物を書くのでしょう。海人は病を得、病み重ねてゆく。不治といわれた病と闘いながら書きぬきました。

北条民雄の小説「望郷歌」は療養所の学園について書かれています。「(略)いったいこの子達に何を教えたらよいのであろう。また彼等にどういう希望を与えたらいいのであろう、(略)ただ思いきり時間を豊に使用することを考えついた。(略)童話を話してやったり、読ませてみたりし、作文はなんでも勝手に綴らせ、時間の半分は学園の外に出て草や木の名を教えた。」療養所内は子供の世界でもこのようで、退所して生活をやりなおすという考え方はなかったに等しいといっても過言でないと思います。

島比呂志さんの「書くということ」では「失望、悲嘆、不満の渦巻く感情の中で、叫び出したくなる、訴えたくなる、理解してもらいたくなるのだが、療養所の垣根が自由な人間関係を遮断していて、私の声はとどかない。そこで私は、文章を書きはじめる。文章だけが療養所の垣根を越える唯一の手段であった。」ともいっています。

ふたたび、なぜ人は物を書くのか。今、私の手元には一度もお会いしたことのない患者さんの作品があります。名前を捨て療養所のなかで生活をしていたということは、残された作品だけが教えてくれています。

今から五年前、ようやく具体化の目途のついた皓星社は、鶴見俊輔先生にはじめてこの企画のお話をさせていただきました。先生はこころよく引き受けてくださって、加賀乙彦先生と大岡信先生に、お声をかけていただき、さらに大谷藤郎先生のご賛同もいただき『ハンセン病文学全集』は最良の編集委員を得て歩みだしたのです。

しかし、ひとえに皓星社の内部事情で思ったように作業が進行しませんでした。そのせいで『ハンセン病文学全集』をお見せしたかった在園者の方で、お亡くなりになった方もおおぜいいらっしゃいます。悔やんでも悔やみきれません。また五月十一日に熊本地裁での判決、その二十三日の控訴断念と続きましたが、私たちは出版（『ハンセン病文学全集』）を通して支援することもかないませんでした。そのことについては重く受け止めています。

それでもようやく七月六日に諸先生方もお忙しい中、東村山のハンセン病資料館において、編集会議を設定いたしました。刊行の予定は、第一期として（十巻）は二〇〇三年の春を目差して作業中です。鶴見先生、大岡先生、加賀先生には本当にお待たせしてしまい、ご迷惑もかけてしまいました。今年になり、諸先生方にふたたび（何度も今度からがんばりますと申し上げたことがあり、前科五犯くらいあります）お願いしましたが、こんな私を見捨てずお付き合いを頂いております。

そんな先生方の気持ちをしっかりくんで仕事するためにも、この日誌をはじめることにしました。公表することで、先生方に作業のご報告もできると思ったのがこの日誌のきっかけではありますが、なによりも自分自身をしっかり縛ろうと思ってのことです。拙いものですが、どうぞお付き合いください。

『ハンセン病文学全集』編集室　能登恵美子（といっても私一人です）

二〇〇一年六月二十九日（金）　詩の巻の粗選リストが出来上がる。

目覚し時計も効かず、すっかり寝過ごしてしまった。あわてて支度をして社に向かう。ぎりぎりで、清水さんがおいでになる前に間に合う。本日は、社員全員で出張会議で一日いない。バイトさんたちと、清水さんと仕事をともにする。

おととい日本図書センターの高野〔義夫〕さんがお見えになり、そのときに日誌を見ていただいた。今日は日誌を読んだ感想と励ましのファックスをいただく。ありがとうございました。

光明園から書籍の注文が来る。二十四冊もいただく。

火曜日に山下さんからいただいてきた、詩集『物語・ものがたり』は略歴のペイジに生まれた場所と、本名を載せている。


詩の巻の粗選リストが完成する。収録作品数は一一〇〇篇、頁数は約一二〇〇頁となった。大岡先生に選をしてもらうのは十篇に一篇くらいの落選でよいと思う。ひきつづき小説に移る。

ところで、清水さんも絶賛の『白い休息』（越一人著　一九九四・六・十三　土曜美術社）から一篇、村松武司さんを思い出す詩です。

見舞い手

寒いのだ
窓にねばっこく夏の日が照り

まわりは梅雨あけだと騒いでる
けれど
私は寒いのだ
布団の上にまた毛布をのせ
亀の子のようにきょろきょろ顔を覗かせていた
その額にそっと手をのせ
あ、これは熱があるネ
おだいじに
今日は町の方でもう一泊していく予定でいる
短い会話をした
詩話会に新しい友人を連れてこられた
詩人村松武司の手だ

　病人の額に手を当てて見舞ってくれる人は　そういない
私はまわりの人の話を聞いていた
額におかれた手
熱の体に残る柔らかい感触がゆれる

病棟二日目
夕方の検温とりがやってきた

二〇〇一年六月三十日（土）　うつらうつらしてしまった。

朝九時に起き、さあ今日は評論をやっつけるぞ。

と意気込んだが、十ペイジも読むとうつらうつら、じゃ昼寝をしてから読むぞ。

と思ったが、昼寝後もうつらうつら。

夜がんばるぞ。と思ったが、十二時もまわったら朝までしっかり眠ってしまった。


二〇〇一年七月一日（日）「資料館8周年記念講演会」にて鶴見先生・大谷先生。

多磨全生園、高松宮ハンセン病資料館にて開館8周年記念講演会が行われる。

題目は「ハンセン病との出逢いから」講演者は鶴見俊輔先生だ。

今日は午前中からかなり暑かった。私たちが園内にあるコミュニティーセンターについたときは人もまばらで、この暑さで講演を聴きに来る方も少ないのかと心配したが、開演五分前にはほとんどの席はうまっていた。

種子

志樹逸馬

ひとにぎりの土さえあれば
生命は何処からでも芽を吹いた

かなしみの病床でも
よろこびの花畑でも
こぼれ落ちたところがふるさと

種子は
天地の約束されたことばの中に
ただ　みのる

汗や疲れをなつかしがらせるものよ
夢
黒土の汚れ
生きてさえおれば
花ひらく憧れをこそ持って来る

鶴見先生はトロチェフさんと谺さんとこの志樹逸馬さんの詩を朗読された。

私はこの詩を聞くと、いつも「愛生」の編集部の双見美智子さんのことを思う。初めてお会いしたときに、「私はどんなところでもえんどう豆のように、落ちたところで芽を出しツルを這わせて、そして実を結びたい」と。鶴見先生は、

志樹逸馬の詩はタゴールの影響を感じます。小学六年生の頃に多磨に入所してきたから、大学に行ったわけでもないし、園の中で学んでいったのです。政府のワナに陥らず、分断された位置の中で生きてゆくわけです。この影響を詩の選をした大江満雄も受けています。大江はらいはアジア・アフリカだといいました。この分断された位置は、転向の問題とも重なる部分があり、私たち日本国民が人間になる道までも示してくれているともいえます。

「日本国民が人間となる道は遠いのです。」

また、人間になるという問題の解き方を考えていくということが大事です。ひとつは問題に背を向けないこと。もうひとつは私はこれらの友人達に（志樹逸馬・谺雄二・トロチェフ）教えられ、ひっぱっていただいているのです。


特に私が印象に残ったことだけを書く。

これらの鶴見講演は皓星社ブックレット14として刊行する予定です。八月中に出来あがると思います。楽しみです。

講演の後、質問が出て「トロチェフさんの『ぼくのロシア』は読むことが出来ますか?」という質問に鶴見先生が、「そこにいる人が今とても大きな物を作っています。それで読むことが出きると思いますよ。」とおっしゃる。

そこの人とは私のことです。がんばります。

大谷〔藤郎〕先生と鶴見先生と少しだけ話す。社に戻って小説の粗選リストを作る。

二〇〇一年七月二日(月)　上尾市大谷公民館秋山さんから

今日は全集について二件問い合わせがあった。

一件は上尾市大谷公民館秋山さんからで、「人権講座」でハンセン病のことを九十分講演して欲しいという依頼だ。もう一件は東京新聞の立川支局の女性の方で、編集会議当日の取材申し込みだった。

東京新聞はもう久間木さんと取材の約束をしているので、久間木さんがよいならかまわないと返事する。……が講演のほうは途方にくれる。九十分て一時間三十分だよね。いくら自社出版物の話もかまわないといっても一〇〇人もの人がいるところで何を話したらよいの。しばらく考えさせてくれと電話をいったんきる。藤巻さんからこの件についてメールをいただく。

「講演依頼は受けたほうがいいと思います。特に、子供の作品の話は能登にしか出来ません。

いくら勉強しても、退所規定のない療養所の絶望。

どんな扱いをされても（仮にどんな良い待遇でも）そのこと自体が、絶望であり、それを強いることは人権侵害そのものです。

一時間三十分が長ければ、一時間話して、三十分質問に応えればいいと思います。

能登の「引出し」なら、どんな質問が出てもこたえられるとおもいます。

会社のためにも、初講演はやってください。」

明日、結論を出し返事をしようと思う。


小説の粗選リスト終る。約一八〇〇頁だ。三巻の構成で行こうと思う。加賀先生には約十篇ほどの落選をお願いするようにしよう。


二〇〇一年七月三日（火）　おひさしぶりです越一人さん・粗選リストの作成終る。

評論の粗選リストの作成終る。評論は選が難しいものだと思った。今の時代でも通用するものを書くということはえらいことなのだな。

島田等さんと、島比呂志さんと、森田竹次さんの作品を評論篇で使う。

あと同じ巻に評伝篇として、光岡良二さんの『いのちの火影』を入れたいと思う。

これは何度か版を重ねているうえに版元までかわっている書籍だが、とてもよいものだと思う。あと松村好之さんの『慟哭の歌人』を入れバランスをとり「評論・評伝」巻としようと思う。

短歌と俳句の巻は作品候補の単行本だけ整理する。あと児童の巻も同じく。

これで下準備は終った。明日から会議のレジュメを作ろう。巻割案も含めて。会議まであと三日です。

越一人さんに久しぶりに連絡を取った。もしかしたら電話をしたのは初めてかも。村松武司さんにひき合わせていただいたのが今から十三年くらい前のこと。その後は年賀状だけのお付き合いになってしまっていた。用件は、この全集のお話と取材を受けている新聞社に作品転載の許可をもらうためです。

「ずいぶんえらいことしはじめたな。」と越さん。

「からだだけは大事にね。」と反対にいたわっていただいて電話を切る。

ありがとうございます。近いうちに必ず伺います。


二〇〇一年七月四日（水）　会議まであと二日。


会議まであと二日。順調とはいえないがなんとか行けそうだと思う。

鶴見先生に巻割とそれぞれの巻の進行状況をファックスにてお知らせする。

会議の後の食事会は藤巻さんがお店を調べてくれる。これも済み。

東京新聞の久間木さんには収録する作品をファックスにて送る。これも終った。

ここに来てあと少しなのに、カゼをひいた。

やりすぎたかな。会議の後ならいくらひいてもかまわないのに。今日は早く帰ります。


二〇〇一年七月五日（木）　いよいよ会議は明日です。

本格的に風邪をひいてしまったようで、熱が出た。

こんなときにいまいましい。（遠足の前の日の子供みたいだ。）

朝九時十五分に鶴見先生から社にご連絡をいただく。家に藤巻さんから連絡があり、先生宅に電話をする。『ハンセン病文学全集』の巻割の最初に小説を三巻持ってくるのはよいとおもうといってくださった。あと評論の巻は、前に日誌に書いたように、いま読んでも理解できる（普遍性のある）作品は思ったより少ないのだ。それは先生もそう思うとおっしゃり、評伝を入れる構成はよいでしょうといっていただいた。

そして最後に「あなた、この仕事が終ったら病気になりますよ。」といわれた。

ドキッ。先生はお見通しか。

昼頃タクシーで社に向かう。

大岡先生、加賀先生、國本さん、山下さん、村松夫人（村松武司の代理で伺うわと言ってらした）、冬さん、清水さん、東京新聞の久間木さんに電話で、明日の会議の念押しの連絡をする。

大岡先生は、何も用意して行かなくてよいのかと心配される。もう少し密度濃く連絡を取るべきだったということか。反省。

『ハンセン病文学全集』の粗選リストを出力して、会議の議題（検討事項）を整理する。

がんばれ!! この五年間やって来たことが試されるときだ。

谺さんや宇佐美さんや國本さんががんばってきたことを、私は私の仕事でお返しするときです。


二〇〇一年七月六日（金）『ハンセン病文学全集』編集会議を終えて。


いろいろな意見が出て実りの多い会議だったと思う。

力およばずの場面などもあって、緊張したいち日だった。

が、担当者として今日いち日で感じたことを記しておきたいと思う。私の感想を書きます。


「谷間と谷間の間に」

二〇〇一年七月六日（金）『ハンセン病文学全集』編集会議が、清瀬の多磨全生園内の高松宮資料館にて行われた。出席者は鶴見俊輔先生、加賀乙彦先生、大岡信先生、清水昶さん、國本衛さん、山下道輔さん、冬敏之さんらだ。

特に編集委員の先生方三名が、一同に会し全集の事で話をするのは初めてなので、この日の準備のため私は一月半、寝る間も惜しんでリストを作り上げた。

全体を通しての私の反省は、話を聞くこと、話をまとめること、人の話を引き出すことが難しく、藤巻さんにずいぶんと世話になった。鍛えてゆかなければ。次はがんばります。

加賀先生が、なぜ「癩」から「ハンセン病」というういい方に変ったのだろうと質問された。ようするに癩の持つ歴史性と重さが、ハンセン病の問題をとらえる時の有効性を思われたのだろう。問題の本質が、名称を変えることにより弱くなる、また名称を変える事により問題の本質のすり替えが起こらないかと危惧されたのだと思う。

その後、いくつかの説明が、元患者さんからされた。國本さんは全患協が決定したことだと述べた。（患者の意思）ただ加賀先生だって、この仕事に対してあいまいに関わりたくないからこそしてくださった質問だ。

途中どなたかが、『ハンセン病記録文学』ということをおっしゃったのだろう。七月七日の東京新聞の朝刊にもそのように扱われていた。これについては鶴見先生がおっしゃっていた「文字に残されたものを広く文学として取り上げる」ということを基本としてすすめてきた。これは先生が一流の編集者としての感でおっしゃった部分もあるだろうが（今までハンセン病との五十年の関わりの中で作品に触れることが多かったという事も）わたしは私なりにたくさんの作品を読んできて、これが文学でなかったら何を文学というのだろうと思ってしまう。人の心を打つ作品、人を励ます作品、やさしさだとか、人間の奥深さだとか、他人を思いやる気持ち、闘う姿勢、あげればきりがない。これらは反対に記録とはいいきれないだろう。水準という物差しを当てることも私には不必要だと思う。

今回加賀先生がしてくださった質問のおかげで、私自身も含め関係者の方々に、以下のテーマを与えてくださったと思う。

『「癩」から「ハンセン病」に名称を変えることは、差別の本質の問題をあやふやにし解決に導かないのではないか。』

私の中に一つのイメージがある。

日本の中に二つの谷があって、その谷は深く広い。

一方にはハンセン病の方たちがいる、一方に私たちがいる。その谷の間には厚くて高い壁がそびえたつ。その谷を深くしてしまったのは私たちだ。そして、それを少しずつ壊してゆこうと試みた少数の人達がいた。村松武司さんもその一人である。文学を通してもう一つの谷の住人と壁を切り崩そうとしたのだ。その時代は長い。

六年前に壁にはりめぐらされた有刺鉄線は、これらの方々の努力と時期を得て取り払われた。それはらい予防法廃止というかたちで。こうして日本という国から隔離も必要がなかった悪法も取り払われた。

でも谷と谷の壁は取り払われない。そこで一方の住人達は裁判を起こし闘い勝訴した。そして壁は半分以上の高さが取り払われた。その壁の土は私たちの谷間に届けられ、私たちはその土のおかげで、深い谷から少し地表を見渡せるようになった。これも一方の谷の高齢の住人が、こちら側に壁を崩してくれたおかげなのだ。

鶴見先生はヒントを下さる。「私たちはこれらの人々に引っ張っていただいているのです。日本という国が人間になる道は遠いのです。」と。

引っ張る人と引っ張られる人達の間にはある合意がある。選ばれし人々だ。

今度は、私たちの谷に住むわたしのような普通の人々が、今度はもう一つの谷に向かって、残った壁を壊さなければならないのではないか。もう一つの谷の住人を地表に出してあげなければならない。おこがましいが、私にできること。仕事であるこの全集が出来あがるのが私の夢だ。この全集が出ることで何かが変るなんて、甘いことは考えていないが、本の持つ特性に夢を少しかけ、長くだらだらと、もう一つの谷の住人が命がけで書いたものの力を借りて、壁を壊す助けになればよい。

そして次に進もう。

鶴見先生はこの全集に一つヒントを下さった。

文学に普遍性があるなら、「癩」の方が深いイメージがあるのは確かだ。

「『ハンセン病文学全集』は「癩」と「ハンセン病」という二つの矛盾を抱えてゆきましょう。矛盾は思想になってゆきます」と。おっしゃるとおりだと思います。

「ハンセン病」の大切なところは、谷のむこう側の方が、一度「癩」を捨てたこと。他の感染症の方で、病名を捨てたことはあるだろうか。病名を捨てること事体が、ハンセン病の問題を表していると思う。そしてもう、これ以上一方の谷の人達に何かを、たとえ明るいものとの引き換えであっても、何も強いてはいけない。むしろ何かをしなくてはならないのは、私たちだ。早く谷をとりのぞこう。

えらそうなことはいえないけれど、汗や血を流すのは私たちのほうだ、ということを再び言って終ります。


二〇〇一年七月九日（月）　会議は成功でした。


七月六日（金）多磨全生園内にあるハンセン病資料館にて、『ハンセン病文学全集』の編集会議が行われた。

出席者は鶴見俊輔先生、大岡信先生、加賀乙彦先生、元患者の冬敏之さん、山下道輔さん、國本衛さん、そして詩人・俳人の清水昶さんらだ。私たちは、差別をなくす一つの方法として、この全集の位置付けを確認しあった。この編集会議の模様は、「『ハンセン病文学全集』ホームペイジ」「ひと」のコーナーで何回かに分けて詳しくのせてゆく予定です。

ところで、今日光明園「楓」編集部の望月さんから、香山末子さんの娘さんが、詩集を出したがっているということで、私のことを紹介したからとお手紙を頂戴しました。

村松武司さん、聞こえますか。香山さんの娘さんです。療養所で再会することになってしまったんだ。香山さんのお葬式のとき楽泉園に行ってきたけど、このような再会の話を聞いてつらかったよ。

一緒に原稿を見たかったね。一緒に本を仕上げたかったね。

香山さんは、前にも日誌に書いたが、療養所に強制収容されたときに、娘を置いてきた。その娘さんが療養所にいることを知ったのは亡くなる少し前のことです。

別れのあと

私は病気を背負い
家を出た
ちいちゃな子供を残し
後ろ髪を引かれる思いで
家や
故郷を離れたが
どうにもならない
やるせない気持を抱いて
山へ行く

無性に恋しい幼児の名を大声で
呼んでみる
自分の声が谺となり
消えて行く
足下の紫色の桔梗の花や
紅葉の葉が　冷たい風に
カサカサ音をたてて
通り過ぎて行く
（略）
風がわたしの頬や顔にあたって行く

二〇〇一年七月十日（火）　はじめまして。初子さん

今日は、香山さんの娘さんの初子さんから、始めてお便りをいただいた。

お便りの内容は、母（香山末子さん）の三冊の詩集をまとめなおしたいとのこと。

やさしいお便りに、胸がつんとしました。

藤巻さんとも相談して、ぜひ香山さんの全詩集を作ろうとはなし、初子さんに電話を入れるが、通じない。明日また電話してみよう。

冴さんと越さんに、東京新聞の記事とお手紙をお送りする。

二〇〇一年七月十一日（水）　香山末子さん母子のこと。

蝶々

動けないわたし
死んだらせめて
二つの羽でフワフワー
飛んでとんで
子供から
また子供へと
おかっぱの頭の
あんちゃんの坊主頭と
撫ぜて飛び廻りたい
蝶々になって

『青いめがね』（香山末子著　一九九五・五・五　皓星社）

村松武司さんが、次のような解説を書いている。

ひとりのアリラン

草津の栗生楽泉園の詩話会に出席したある日、会場ではじめて香山末子さんに会った。香山さんは盲目で、そのうえ手と足が不自由であった。しかし顔の色つやがよく、髪を短かく刈っていたせいもあるのか、わたしは瞬間、童女のような印象を受けた。（中略）ひとつの推測があってわたしは彼女に訊ねた。あなたは韓国人ではありませんか？　彼女は、はいと答えた。多くの戦前・戦後の朝鮮人たちの中で、改名した人、改名を拒んだ人の姿がわたしの胸を横切って行く。ああ、ここにもひとり、という思いである。朝鮮海峡を越えてはるかに遠い故郷から、日本の山深い草津の地まで歩んだライの歴史が、わたしの目の前にいる。さきにあげた「触れることのできた自然」ばかりでなく、その後見せていただいた詩のなかには「けっして触れることのできない遥かなもの」の姿が現われてくる。

『草津アリラン』（香山末子著　一九八三・八・十五　梨花書房）

母のこと

苦しい日々が続きました。一人になると電話のダイヤルに手は行くのですが最後まで回すには長い時間がかかりました。母も電話のむこうで息を殺して待っているのではないか……、今思えばそんな日々が続きました。私が療養所にいたことは母にとっても寝耳に水で、ショックは大きく「今ごろは子供や孫に囲まれているとばかり思っていたのに…今日までそれを支えに生きてきたのに……」ようやくかけた電話の向こうで本当に母の叫びは悲痛でした。そのとき、わたしの数倍も数十倍も苦しんでいる母の気持ちがいたいほどわかりました。

「納骨のときのあいさつ文から」（榎本初子）

わたしは今回はあまりしゃべらない。初子さんと『香山末子全詩集』を作ることを話す。良い作品集を作りたいと思っています。

二〇〇一年七月十八日（水）　復帰いたしました。

会議が終った七月七日から昏々と眠りつづけ、（出社は午後からとかになっていました）眠りが覚めた頃から、体調が崩れていることを自覚して病院通い。点滴と食っちゃ寝で二キロ体重も増え、一回り（肉体だけ）大きくなって戻ってまいりました。（点滴は高カロリーなんですね。）明日から力入れて働きますぞ。

今日はこの位で。休んでいる間、励ましてくれた方々（会社の方々、友人）ありがとう。

二〇〇一年七月二十三日（月）　本格稼動。

週末、初子さんからはがきをいただく。『香山末子詩集』は作品のセレクトをする編集をし、三〇〇頁内くらいに収めたいとのこと。了解しました。けれどまず目録を作ってみたいと思っています。
香山さんの作品リストを。香山さんは生前どのくらいの作品を残されたのだろう。
村松武司さんに見ていただいていたのだから「高原」が主な発表誌だとは思うが。

木島始さんから、藤巻さん宛だが、東京新聞の記事を見てお手紙をいただいている。それのご返事の間が経ってしまったので、初めてお電話をしてみる。光明園の江田冶さんの作品をとても良いものだと教えてくださいました。また『霊音』（一九五七・十一　書肆パトリア）を御紹介いただいた。ずいぶんと見た気がしたが、光明園はやはり弱い。さっそく調査。

また今できあがった第一期リストを、全国十三園の園の機関誌編集部の方とか、また知り合いの方に、漏れがないかざっと見てもらうことをしたいと思う。そして出てきた追加分も私のほうで選をして、先生方が作品を読み終わるまでに追加がある場合は、お送りするようにするつもりです。
とにかく会議の席で申し上げたより二週間予定がずれ込んでしまったので、先生方の予定が狂わないことを最優先に考えていきたい。

木島さんは私の家の隣駅にお住まいのようで、一度お尋ねさせてくださいとお願いしてしまった。話を伺っていると、光明園で数年小説の選をなさっていて、写真や書籍や資料のお話をしてくださったからだ。

山下さん、國本さん、冬さんに手紙を書く。小説の原稿のチェックコピー取りをする。

前にも思ったが、「影の告発」（『残影』名草良作著　一九七三・六・二十五　私家版）はどこかで聞いたことがある事件だと思い、『風雪の紋』（栗生楽泉園患者自治会編　一九八二・九・二十　楽泉園患者自治会）をみる。「一・一六事件」のことだと思い当たる。この事件を下地にしてかかれた小説だ。

二〇〇一年七月二十四日（火）　冬さんから短歌の粗選戻る。

冬さんに連絡を入れるが、お留守なのでお礼のファックスを入れる。

初子さんに手紙を書く。

小説のコピー取り。（資料をつけながら）

本日殺人的な猛暑。

日誌は箇条書き。

二〇〇一年七月二十五日（水）「みみずくだより」作ります。

電子媒体の「ハンセン病文学全集編集室」が登場して早ひとつき。いろいろ励ましをいただきました。

だが、困ったことひとつ。パソコンを持っていない人のところへは届かないのだ。

今は紙の媒体、電子媒体と二つの伝達方法を並行して使ってゆく過渡期なのかも知れない。内容はホームペイジと同じですが、日誌は誌面が限られているので載せられない。刊行日はつきに一度くらい。発行部数は一〇〇〇部。第一号は、八月六日刊行予定です。

二〇〇一年七月二十七日（金）　みみずく通信原稿作り。

みみずく通信を作る。

七月六日の編集会議の模様を柱にすえ、ハンセン病関連の図書目録をつけて第一号は二十六ペイジのものを作る予定。送られてきたテープおこしのデーターは、語っている人が重複していたり、不備が多く思っていたより難航する。明日まで縺れ込みそうな様子だ。

二〇〇一年七月二十八日（土）　死んでも死にきれない思いが私たちを訴訟に踏みきらせたのです。

一九九九年三月二十六日に入園者二十一名が東京地裁に、提訴した。いわゆる東日本訴訟は、二十七日熊本地裁判決をうけ和解した。現在原告は、四八六人。いかにこの裁判が、環を広げていったかがわかる。

和解の内容は、国が総額六十三億七〇〇〇万円の一時金に加え、弁護士費用を支払うという。

谺さんが裁判を起こすというときに、多磨の在園者の方々にも呼びかけていたのを目の当たりにしていたので、私も感慨深い。

訮さんは訴状について次のように話しています。「西日本の原告団の場合、1．ハンセン病問題の真相究明、2．患者・回復者の原状回復、3．同種問題の再発防止を骨子にしており、もちろん私たち東日本の原告団のそれもほぼ同じ趣旨ですが、ただ私たちの訴えでとくに大きく踏み出している点は、やはり「国の謝罪」でしょう。」『皓星社ブックレット7　訴状「らい予防法人権侵害謝罪・国家賠償請求訴訟』（一九九九・七・十五）

國本衛さんは、「国の謝罪広告が求められたことは、最高の喜びです。この喜びを知らずに亡くなった人は無念だったと思う。納骨堂に眠る人たちがふるさとに帰れるよう、ハンセン病対策協議会の中で話し合って行きたい」（朝日新聞　七・二十八）訮さんは、「我々の要求をほぼ全面的に受け入れたもので、喜びもひとしお」（毎日新聞　七・二十八）と語る。

二〇〇一年七月三十一日（火）「みみずく通信第一号」下版。

けっこうなれなくて、三〇頁ぐらいのものにてんやわんやしてしまった。

午前中鶴見先生と連絡が取れる。やはりファックスの調子が悪かったらしい。

一号を作り終えてみて、楽しかった。あっという間に時間がたってしまい、余裕で約束した印刷入稿時間までぎりぎりにできあがるという感じでした。一人でホームペイジでやるより関わる人間の多さかもしれないが、下版の醍醐味（ようするに時間に追われる）を久々に味わう。刷り色は何色にしようか。緑か。

二〇〇一年八月一日（水）　『ハンセン病文学全集』編集室・「みみずく通信」第二号

『ハンセン病文学全集』編集室ホームペイジリニューアルは「みみずく通信」（冊子）と同時にデーターが上がるので、あっという間に第二号が出るはずでした。しかし、なれぬ手つきで、もたもた。やはり原島さん登場となり、やっとリニューアルというありさまでした。予定は一時間半くらいでできあがるつもりだったが、七時間もかかりその上へとへとになる。思わず機械に指示したくなりますね。「ちがうちがうそこじゃない。」と。今日の苦労は三号のときにはぜひ生かしたいと思う能登でした。

とにかく今日中にアップだけはするけれど、少しずつ時間を見てもっと手を加えカッコよく、また見やすく、気がきいたホームペイジにしていくつもりです。いろいろご意見がありましたらどうぞお願いいたします。

明日からは、編集員の先生方に原稿を送る整理をいたします。こちらも早くしてしまわなくてはなりません。会議が終ってあっという間に一月たっている。ネジをしめなおし、がんばります。

二〇〇一年八月三日（金）　この頃

「みみずく通信」一号が、青ヤキが出る。ほっと一安心。ますます現物に近くなりうれしい。

一部修正をいれて戻す。仕上り予定は九日の予定です。

ところで、この頃編集の全体の仕切りなおしを行っていて、少し前の能登に戻ったよう。『ハンセン病文学全集』からはなれてゆく危惧もある。

加賀先生に送る小説のチェックをする。月曜日には必ず送りたい。

でも杉本〔つとむ〕先生のところにも行かなくてはいけないからな。


二〇〇一年八月七日（火）　今日いち日。

鎌倉の杉本つとむ先生を訪ねる。

鎌倉についたら電話をするように言われ、電話をすると「その先の本屋でまってて」といわれる。どこに連れて行かれるのかと思いきや、鎌倉の海岸近くにある回転寿司につれて行かれる。これがけっこう美味しかった。たしかお店の名前は、「とっとや」（なんかあやしいな。）そのあと先生宅にて打ち合わせをして社に戻ると四時でした。「みみずく通信一号」の刷り出しが出た。やや本文中の写真が沈んでいる感じがするが、まあよいでしょう。

明日は、多磨に久しぶりに伺う予定。


二〇〇一年八月八日（水）　神さん、はじめまして小杉敬吉さん。佐藤〔健太〕君がんばる。

直行で、多磨に行く。まず全療協（全国ハンセン病療養所入所者協議会）の事務局長の神美知宏さんを佐藤君と一緒にお訪ねする。

この頃、ものすごくお忙しいらしい。補償金の問題や、講演依頼や確かに来訪者も増え、その対応だけでも大変だと思います。（園の中を歩いていると外からきた方々が本当に増えましたと私も思います。）十月に全療協が『全患協運動史』の続刊（?）を刊行予定だそうだ。それもあっていっそうお忙しいらしい。

『ハンセン病文学全集』が来年、刊行予定だとごあいさつをし、「みみずく通信」一号（一部ぬき）をお見せする。興味を持っていただいたようで、手にとって見てくださり、「これはいただいていいのですか」と聞かれた。私はうれしくて大きくうなずいて「どうぞ」と。「みみずく」がんばれ。

皓星社の新人の佐藤君は、その後ハンセン病図書館の山下さんを訪ね、私は資料館でコピーを取っていた。コピーを取り終わり山下さんに挨拶と思い図書館に向かう道すがら、佐藤君とばったり鉢合わせする。「能登さん、山下さんから自費出版のお仕事のお話いただきました。」とのこと。

話をきいて行くと、小杉敬吉さんが本を出したくて、出版社をさがしているらしい。

小杉さんには一度お話を伺いたいと思っていたし、在園者の方が、本を出す気持ちがあるのなら、ぜひお手伝いさせてもらいたいといつも思っているので、さっそく佐藤君と一緒に不自由者センターの小杉さん宅へ挨拶だけでもと伺う。

本の内容は、山下さんから『ハンセン病文学全集』の話を聞いて（もちろん小杉さんも以前から考えていらした）多磨の『ハンセン病文学作品集』を作りたいそうだ。そしてそれぞれの作品に小杉さんの解説をつけたいとおっしゃっておられた。作品の周辺のようなことをお書きになられたいようだ。

ようは自分の作品集としての本作りを考えていらっしゃるのではなく、小杉さんとともに多磨全生園で生き、そして亡くなられた方たちの作品集を編みまとめたいと考えられたということだ。それを二巻くらいで、戦前編と戦後編としたいとおっしゃっておられた。

佐藤君は小杉さんの話を一生懸命メモを取り、近々一緒に資料館で、作品リストと作品コピーを取ることを約束した。がんばれ佐藤君。応援してるから。

その報告を山下さんにして社に戻る。

二〇〇一年八月九日（木）「みみずく通信」仕上がり、発送。

昼頃「みみずく通信」一号が納品される。やはり、冊子の方が（ホームペイジより）存在感がある。(旧世代ということか。）思っていたよりきれいに仕上っていてうれしい。

「みみずく通信」を在園者の方々、各療養所の自治会や、機関誌編集部宛に送る。

合計三一四通。お返事をいただけることを祈って。

二〇〇一年八月十日（金）　加賀先生へ小説の巻の原稿を送る。

やっと小説用の原稿の用意ができて、お送りすることができた。

小説の巻の追加分の原稿の手配を迅速に。

来週からは、いろんなところが夏休みになってしまう。

しかしこの間に仕事を取り戻してしまわなくてはいけない。

二〇〇一年八月十三日（月）　作品から。津田治子。

　津田治子

病み崩えし身の置処なくふるさとを出でて来にけり老父を置きて
ありありとよみがへり来て胸ふさがる思ひに堪へてすぎし一日よ
おのづから交はり狭く生きゆくに病めばいよいよ狭く清しき
癩園に児童患者のふえゆくは死ぬいのちより哀れと思ふ
死ねざりし夜をさかひに一生痛むむごくきびしきいのちと思ふ
つづまりは己のことと立ち上る掌の中にかたき苦瓜の種子
たまのを命をしぼり今一度癒えたくありけり老い夫のために

二〇〇一年八月十五日（水）　資料の行方について、山下道輔さん

昨日ハンセン病図書館にて、共同通信社の記者の方に会う。できあがったばかりの「みみずく通信一号」をお渡しすると、興味を持ってくださった。いろいろ質問を受ける。

山下道輔さんと少し話す。話しているうちに山下さんの資料の行方に対する思いをお話いただいた。

貴重なお話なので、ぜひ「みみずく通信二号」にインタビューとして載せさせていただきたいとお願いする。来週うかがう予定。

二〇〇一年八月二十日（月）　詩歌の巻の整理。

大岡先生におおくりする詩歌の巻（詩・俳句・川柳・短歌）の整理がうまく行かない。短歌の選はすべてすんでいないことが、判明。詩の巻は、少なくても後一日資料の入手のために動かなくてはならない。そのあとリストを作る必要あり。

今回のこの全集の編集は、作品の重複チェックにかなりの時間がとられる。重複している場合は、新しく書きなおされたものを採用としているが、詩歌の巻ではそれが難しい。

ということでこの頃は毎日整理することが、仕事の一番大事な部分になってきている。

これがあまり得意ではないんだな。ちょっと泣き言。

二〇〇一年八月二十七日（月）　大岡信先生に詩の巻の原稿を送る。

『ハンセン病文学全集』の詩の巻は二巻構成となる。大岡先生には申し訳ないのだが、第一次の粗選として原稿を送った。残り三十冊分くらいあるが、これは高田〔昭子〕さんに選をお願いするつもりです。なかなかスムーズにいかないが、がんばるぞ。

児童の巻の作品の選をしはじめる。

入室する晩

金藤公一

リヤカーの軋りにまぢつて
カラカラと下駄の音がひびく
神経痛で病室へ行かねばならぬ僕
涙が自然にでてくる
腕や足がチクチクとしきりに痛む
唾を飲みこむと喉が痛む
楽しく遊んだグランドが
池のやうに光つてゐる
（今晩は一番月が地球に近づく）
と書いてあつた
月に雲が白く光つてゐる

野原の道

はるの

のはらの道は
淋しい道だ

月の光で
夜道をゆけば
空は青空
お月様一つ
広い世界に
たゞひとり。

子どもの視線の高さを感じる。子どもでありながら、ただ一人と宣言できる強さに脱帽。

二〇〇一年八月二十九日（水）　落穂ひろい・私だったら。

ここ数日、詩の巻の落穂ひろいをしている。調査し、コピーを取る毎日。あと数冊で、一応すべてをチェックしたことになる。俳句・短歌もここにきてなのだが同じようにもう一度調査したい。大岡先生ご迷惑をおかけして申し訳ありません。

この間から断片的に考えていることなのだが、他人が（もちろん友人では在るが）看取り、見送る（弔う）。そして自分の遺言のような仕事を、病友に託す。このようなことが、日常的に行われているところがある。それがハンセン病療養所だ。

園の中の平均年齢は、七十四歳となっており、託された友人も高齢化している。人が人に受け渡してゆくのは、子であり、孫であり、そのまた先の人々。もちろん友人だって託してゆくことはあると思うが、世代交代はする可能性はあるだろう。思いなんて、当人が考えていたことなんて、そんなに簡単に子どもにだって伝わらないだろうが、自分の先に生きていく人間の存在を感じることは、人を励ますだろうと思う。

自分の前に自分の血を分けた人間がおり、（友人だってよい）自分のあとにまた血をわけた人間が存在していくこと。社会的基盤の土壌にはこのような循環が常にあるように思う。

療養所の中の人たちは、一〇二歳の女性が、七十四歳の友人に看取られている。八十八歳の男性が、七十四歳の友人に自分の仕事をたくそうとしている。彼は友人を「家族だ」という。

はたして最後に残った在園者は誰に、何を託すのだろう。

その孤独を思うと、私だったら耐えられないだろうと思う。

この孤独や悲しさは、何によってもはらすことはできないのではないかと思い悩んでしまう。

二〇〇一年九月六日（木）　玉木愛子さん。

昨日は大岡先生宅へご連絡を入れる。

玉木愛子さんの作品から

春の海一波毎に暁けてゆく
逢へば泣く母とならびて朝寝かな
ハ氏病の名に変りたる古袷
諦のことばがきらひちゃんちゃんこ
わが手足わが意をよそに木瓜の花
かへりみて豊に病めり走馬灯
毛虫匍へり蝶と化る日を夢見つつ

玉木さんは上の句〔最後の引用句〕に自句自解をつけています。

私はある日夢を見ていました。私の前には醜い毛虫と美しい蝶々がとんでおります。私は子供のときから鼠の子を見ても、金ブンブンが肩に止まってもおびえたものでした。毛虫にいたっては、全身に泡が生ずる程嫌いな虫でした。その毛虫が私にささやきました。「お前は目のある頃私を非常に嫌った、その嫌う私の姿がお前なのだ。私だって好きで人に嫌われる毛虫になったのではない。今は葉桜の蔭でウヨウヨしながら、たまに足を踏み外して道ゆく人のうなじに止まることもあるが、私が今暫く嫌われる使命を果たしていると繭ができ、蛹という名に変ると、次には人も喜び自分も甘い露を吸い、香りの高い花から花へと移り変わって、楽しい美しい蝶と化る日が巡って来るのだ。嬉しいではないか、今暫くの辛抱だ」毛虫の声はここで切れた。

玉木さんの作品にはじめてであったときのこのコメントは衝撃でした。

二〇〇一年九月十一日（火）『呼小鳥』から。

最上川　（中一・少女）

最上川は私の家のそばだった
夏は良く遊びに行ったけ
最上川で私は友達と二人でおよいだ
あの長い長い橋も二人でわたった
あれで私は最後だった
もう友達とも会えなかった
最上川にも行けなくなった
そしてすぐ東京に来てしまった
あれから七年の年月がたった

きっと今ごろは私を
思い出してくれているだろう
ああもう一度行ってみたい
そして前のように最上川で遊びたい
でも私はいけない
こんなからだで
行っても泳ぐことができないだろう
早くわたしはもとのからだになりたい
そして　あの時のように
　最上川であう日を待っていたい
　（「山櫻」一九五一・二月号から）

十二歳の少女はプロミンの恩恵を受けたのだろうか。プロミンが投与されるようになって三年近くたっているはずなのに。そしてこの子はふたたび最上川に立つことができたのだろうか。
それにしてもこの底なしの寂しさは身を切られるようだ。またしても、受け入れ側の責任を感じさせられた。（社会のもちろん私も含まれる）はたしてこの作品から、五十年もの月日が経っているが……。予防法もなくなり、裁判も勝ったが、本当にこの十二歳の少女の寂しさはなくなったのだろうか。

二〇〇一年九月十三日（木）『呼子鳥』から。二

やさしいおかあさん

（小学二男子）

やさしいやさしい
おかあさん
ぼくをじつとみつめてる
あの目、あの鼻、あのお口が
やさしく
ぼくにほゝえまれる
やさしいやさしいおかあさん
ゆめであつた
おかあさん
やさしく笑つて居られた
やさしいおかあさんあいたいなあー

（「山櫻」一九五一・十二）

母の顔

（中学三男子）

私は高い岩の上に立つて見た。
下は青く澄んだきれいな海だ。
沖から順々に押し寄せて来る波が
この堅い強い岩にくだかれ
しぶきになって返される。
そのしぶきの中に
ふと母の顔が映つた
何時ものようなやさしい顔で
私を呼んでいる
私も力一杯
「お母さん」と叫んだ

（「山櫻」一九五一・十二）


子供たちの作品には、いくつかのテーマがあることがわかる。

そのひとつとしては故里を思う気持ちだ。そして子供たちの心の中の故里は母でもある。

こういう作品に出会うと切なくなるなぁ。

二〇〇一年九月十四日（金） 児童詩から。三

生きている

（中学三女子）

とくべつ　悲しいとも嬉しいとも感じなくても
ただ、ぼやつとでも生きている。
どうにか、たいしたこともなしに暮して
行けるから
このまま
どんどん病気が進んでいき
盲目となり、つんぼとなり
手足がかなわなくなつても
どうにもならないから生きている。

ただ、ぼやつとでも生きている。

（「多磨」一九五二・十二）

言うべき言葉が見つからない。切ないのを通り越して、痛い。この虚無感をこの年齢の子供が感じ

るとしたら……。この少女に虚無感を感じさせたという背景は犯罪的だと思う。
犯罪的だというハンセン病が持つ問題を改めて強く思わせられる作品だ。
在園者（患者・元患者）の作品には、そう思わせる力があります。

二〇〇一年九月十七日（月）　津田治子・二

数週間前から、頭の中からはなれない歌がある。

津田治子（昭和二十四年）

いたづきの生《いのち》の日々をいつくしみ桃がひらけば桃によりゆく

昭和二十四年は療養所の中に人権闘争のきざしが見え始めた頃、治子はこのような歌をつくっていた。広々としていて、諦観でなくあるがままにいきてゆこうとする。
彼女の背景を知れば、このような歌が作れる治子はすごいと思う。そして美しい。

二〇〇一年九月一八日（火）　綴り方から。

洗濯作業

（尋常小五年　少女　一九四一年）

私が洗濯作業をしはじめてから今日で丁度一週間になります。

洗濯物は男の子が農業でよごした服や、まだ学校へ行つてゐる小さい子の学生服や、ズボン或はシャツ等を洗ひます。皆などろだらけでよくもこんなに汚したものだと感心する程です。

今洗濯作業をしてゐる人数は六人で、洗う人ゆすぐ人ほす人と三組に分れてゐます。始めに洗つた人は此の次ゆすぐ人になつたり、又ほす人になつたりして順番に受持をかはつて行くのです。

此の間も私と重ちゃんと洗ふ番になつたので、今日も又手が真赤になるな、皮がむくれるかも知れないと思ひながらも少年舎の下の池の側へ盥を持つていつて洗ひ出した。少年舎の食堂で男の子達がやつてゐるピンポンの音がすぐ頭の上できこえる。時々どつと大きな笑ひ声や拍手などがきこえる。

私は盥に池の水を半分程入れ袖を捲り上げて、ごし〳〵洗つてゐた。するとずーと以前から洗濯作業をしてゐた末ちゃんが来て「きれいに洗ひなよ」と私達新まいの二人に何くれと注意してくれた。私はきれいに洗はないといけないと思つて、何べんも石鹼をつけ手のいたくなる程洗つた。白い石鹼の泡がまるで生きものゝ様にむく〳〵と出てくる。見る〳〵中に盥は白い石鹼の泡で一杯になる。思はず手で摑んでみたくなる。手で摑むとつるりと指の間からはみだして、真白な石鹼の拳骨が出来る。

白い泡をそつと除けて盥の水をみると、水はもう真黒である。ずぼん一枚洗つてこんなんだつたら、三四枚洗つたらどんな真黒な水になるだらうなど思つてゐた。水もはじめは冷たかつたがそれも感じなくなり、体も次第にぢつとり汗ばんできた。一枚洗つて末ちやんに渡すと、末ちやんは今くんだばかりのきれいな水に服をざぶんと入れた。水はざあ〳〵とふちから惜しげもなく流れだす。重ちやんの方をみると、重ちやんはうつむいてゐるので、髪の毛がみんなばさつと前にたれてゐる。体にはぴつたりと身に合つた真白いかつぱう衣をつけてゐる。そして真赤な手をして、洗濯板の上でごし〳〵黒い学生服を洗つてゐる。

何時もじやうだんばかり言つてゐる面白い重ちやんだのに、今日は物も言はずに一心に洗つてゐる。洗濯物の中でも学生ズボンが一番多く、まだ盥の横に一ぱい積まれてある。それに朝の太陽があたつて白く光つてゐる。重ちやんも二三枚洗ひ終わつたとみえて「あーあ」と腰をたゝきながら立ち上つた。そして「こんなによごれてゐるんだもの、中々おちやあしない」、「さうよもつときれいな内に出したらい、のに」と皆な少しおこつた様な顔をしてゐる。「男の子ッてなんでこんなによごすんだらうな」と重ちやんが又言ふ。

山陽高女寮の裏の物干竿には、早や私達の洗つた洗濯物がはた〳〵と朝風にはためいてゐる。自分であれだけ洗つたのかと思ふと、何か手柄でもたてた様で嬉しくてならない。

ハンセン病療養所の十歳の女の子の日常である。再び、この子達は療養（治療）を受けに、ここに泣くような思いをしてきたのではないのかと問いたい。

二〇〇一年九月二十一日（金）　児童詩から。四

友だち

（尋常小学校六年　少女）

てすりにもたれてゐる友
目かくししやうと思つて
そつと後ろにまはつたら
手紙をもつて泣いてゐた。

手紙

（尋常小学校四年　少女）

「三号で読まう」
と、言ひながら、
友は手紙を持つて
は入つて来た。
火鉢のそばに坐つて
読んでゐる。
読み終わつても

じつと
ふうとうを見てゐる。

手紙　（少年）

東京に来て　五年はすぎた
なつかしい　故郷に
さびしく　くらす
母さんへ　手紙を
書いて
赤い　ポストへ　しづかに
いれたら
　ことんと　さみしい
　音がした。

療養所と社会を（故郷）をつなぐ唯一の手段が手紙だった。
子供たちは、手紙が来ている連絡を受け取るととても喜んだ。
唯一の家族との絆を支えるものが手紙だとしたら、それは本当に待ちどおしいものだろう。それは、帰れる場所への「つながり」を意味するものだから。
しかし手紙は、悲しい知らせや、その「つながり」を断つ返事だったケースも多い。

二〇〇一年九月二十五日（火）　研究班初顔合わせ。

国と原告団との間で以下の基本方針を協議している。大きく分けると次の四つである。

1　謝罪・名誉回復措置
・新聞及びテレビへの謝罪広告。
・死没者対策。
・中学校への副読本の配布。
・老齢層への啓発活動。
・都道府県の具体的施策への働きかけ。

2　在園保障
・在園保障の目的ないし基本原則。
・療養所内の医療、福祉の拡充。

3　社会復帰・社会生活支援
・社会復帰政策・社会生活支援政策における基本理念の確認。

・退所者に対する退所者給付金（退所者年金）制度の創設。
・医療、介護、住宅について。
・社会復帰準備支援金の拡充。
・各自治体において、秘密を保持しながら社会復帰、社会生活支援（社会全般、事業等）について実情に応じた相談ができる相談窓口を設置すること。
・患者・元患者等の社会内における被害実態の把握を目的とした、厚労大臣と退所者らとの懇談会を早期に実施すること。

4　真相究明

・真相究明を行なうことについての再確認。
・今年度立ち上げる研究班について。
・真相究明委員会についての要望。
・真相を伝える資料等の公開、保存・復元。
・資料館整備。

真相究明委員会の検討課題としては、以下の点を要望する。

（1）一九〇七年法から「らい予防法」制定に至る経緯。
（2）らい予防法が一九九六年まで改廃されなかった事情。

（3）優生保護法第三条三号制定の経緯。
（4）上記（1）、（2）、（3）に関して諸外国政策との比較。
（5）上記（1）、（2）、（4）に関して医学界が果たした役割。
（6）ハンセン病に対する偏見差別が作出・助長されてきた実態。
（7）断種・堕胎、重監房・監房、強制労働等の療養所実態。
（8）被害の全体像。（特に家族との断絶状況）
（9）日本占領下の朝鮮等におけるハンセン病政策。
（「第3回協議会で回答を求める事項について」ハンセン病違憲国賠訴訟全国原告団　協議会・全国ハンセン病療養所入所者協議会・ハンセン病違憲国賠訴訟全国弁護団　連絡会から）


今回の国と原告の間で和解の基本合意として、次の〔以上の〕四項があげられた。

そして、第四番目の「真相究明」（「ハンセン病政策の検証と将来に向けた対策の構築に関する研究」研究班）のために、研究班が造られ私も研究員の末席に連なることになった。座長は、酒井シズ先生。

その会場で、酒井シズ先生、金沢大学の井上秀夫先生、琉球大の森川恭剛先生、弁護士の鮎京真知子先生、同じく近藤剛先生、水口真寿美先生、山陽放送の記者の萩原雅恵さんらとはじめてお会いしごあいさつをする。そして松原洋子先生、宇佐美治さんらに会う。次回の集まりは十月二十日の予定。

二〇〇一年九月二十六日（水）　鈴木重雄さん未完の原稿現る。

松戸で医師をなさっている三好邦雄さんから先週電話をいただいた。

三好さんは医学生だったときに愛生園を訪ね、そこで自治会にお勤めだった鈴木さんにずいぶんと世話になったそうだ。またその出会いで、交友が結ばれ、なにかと鈴木さんの身の上を聞くことがあり、それを原稿にまとめるようにすすめた。

三好さんはそのあと不幸な亡くなり方をした鈴木さんの原稿をいろいろな出版社に持込をしたのだそうだけれども、断られ三十年間保存していたそうだ。

その大著、原稿用紙二〇〇〇枚が今私の手元にある。

二〇〇一年九月二十七日（木）　朝日新聞社学芸部河合さんに会う。

夕方六時三十分に朝日新聞社に向かう。

河合〔真帆〕さんにお会いするのは、『トラジの詩』の出版記念会で草津に河合さんが取材でお見えになったとき以来だ。河合さんは、私に研究班のことでいろいろ質問をなさった。

研究班のメンバーは、初顔合わせに行ったときは研究者の方々がほとんどだった。

たしかに、わたしの存在は異色なのかもしれない。（河合さんもそうおっしゃっていた）私は編集者なので、編集者だからできる研究報告もあると思うのだ。そしてがんばりたいと思う。

今回の真相究明班（「ハンセン病政策の検証と将来に向けた対策の構築に関する研究」研究班）は

患者・元患者の方々の強いひとつの思いを感じる。それは再発防止だ。もう二度と私達の苦しみを他の人たちにおこらないようにという願いが痛いほど伝わってくる。

二〇〇一年九月二十八日（金）　津田治子　NHKの方から連絡をいただく。

柿の葉が炎となりて燃ゆるとき炎に高く舞ひ上るなり

これは治子四十歳の時の詩だ。恋を捨て新しい生活にのぞむ治子は、自然の中で生きてゆこうとする。そして自らを高みに引っ張りあげて、燃えあがろうとする。すさまじいまでの歌である。

ＮＨＫの方から電話をいただく。『ハンセン病文学全集』のことで、十月三日にこちらに来てくださるそうだ。

二〇〇一年十月三日（水）　NHKの小池さん、はじめまして。

ＮＨＫの解説委員をなさっている小池さんが社にみえる。九月二十日夕刊に載った、朝日新聞の記事を読まれて、『ハンセン病文学全集』に興味を持たれたそうだ。『ハンセン病文学全集』十巻に収録予定の子供の作品についてお話をさせていただく。

二〇〇一年十月五日（金）　小池さんから電話をいただく。

ＮＨＫの小池さんから電話をいただく。『ハンセン病文学全集』十巻の児童の巻の作品を何篇か、お持ちいただきその後それを読まれたそうだ。小池さんは、子供たちの作文や詩を読み、涙なくしては読めなかったと感想を述べられた。私も小池さんと同じ思い。

子供たちの作品のなかには、ハンセン病の問題の本質をつくものが多い。

子供たちは園の中の日常を、淡々と感傷的でなく語る。

二〇〇一年十月九日（火）　私とハンセン病との出会い。村松さんのこと。

昨日藤巻さんと夕食をとりながら話をしていたときに、藤巻さんは「村松に会いたいな」ともらした。

村松武司さんは、藤巻さんにとっては父のような存在なのだろう。村松さんは私のお師匠さんでもある。でも関係で言えば、孫弟子になるのかもしれないが。その村松さんも亡くなって七年も経つ。村松さんと山崎書店の山崎〔一夫〕さんが、金曜会と称して毎週金曜日二人でお酒を飲んでいた。とても品の良いオジさまたちという感じで、私も一時期毎週招集を受け参加していた。ずいぶんといろいろな話をオジさまたちは聞いてくださった。

村松さんは当時私が連載していた、子供の作品紹介の原稿〔本書収録の「隔離の園の子供たち」のことと思われる〕の話をにこにこ笑いながらよく聞いてくれたっけ。

私は、村松さんと山崎さんの間では「おまけちゃん」と呼ばれていたそうだ。

「今日はおまけちゃんを呼ぼう」「おまけちゃんは今日は忙しいんだって」とこんな風に話していたということを、後でお二人が亡くなった時に、知り私は泣き笑いをした。

私には忘れられない村松さんの一言がある。いまでこそ皓星社は人も増え活気もあるが、今から十年前は藤巻さんとたった二人の会社だった。本を作れば作るほど苦しくなってゆくという会社で、組版所・印刷所・製本所の方々には本当に迷惑をかけた。そうしたことはどんなに私たちが、良いと思う本を出しても結局は一人よがりではないかと思いつめた時期がある。また皓星社は自社本で売上を上げていたのではなく、編集プロダクションとして賄っていたので、仕事の期限を守るのは次の仕事をえるために必死だったし、そして編集プロダクションに出る仕事はきつい仕事も多い。

そんな時期、村松さんから一本の電話をいただいた。

「僕はどんなときでも能登さんの　ｏｎ　ｙｏｕｒ　ｓｉｄｅだからね。」と。

私は十年経っても、村松さんが亡くなってもこの一言に支えられていると思うことがよくある。

二〇〇一年十月十日（水）　ＡＲＧ－１１２号で取り上げていただいた。

下記のようにＡＲＧ－１１２号でこの日誌のことを取り上げていただいた。日誌について意見いただいたのは初めてです。この日誌を書き始めたのはもともとは熊本裁判の結果について、私なりにハンセン病のことを考えまとめてみようと思ったのがきっかけだった。

だから評価されることを考えること自体ちがうと思っていた。だけどこんなふうにいっていただけると、とても嬉しい。本当に嬉しかったです。岡本〔真〕さん。ありがとう。

でもこの日誌もはじめて、あっという間に約五ヶ月経ちます。もしかしたらボリュームがすごいということだったのかも。

「ハンセン病文学全集編集日誌もすごいが、「全集を作るにあたっての最初に作った目録」というハンセン病関係目録稿もすごい。こういうものをバックヤードに持っている『ハンセン病文学全集』というシリーズはすごい作品なのだろうと思わされる。（ARG－112）」


二〇〇一年十月十一日（木）　私とハンセン病との出会い。村松武司さんと香山末子さんのこと。

村松武司さんが、草津楽泉園の在園者の詩の選者を井手則雄さんからバトンタッチしたのは一九六四年のことである。その時の自己紹介を園の機関誌「高原」に次のように語った。

追体験のための自己紹介

（略）しかし、実際の生活の中であなたがたの体験を追体験できないため、あなた方の体験を追うという行為は、いったいどのような精神の高さと深さを要するものであろうか。このことをこれから先考え進めて行かなければなりません。

人は自分を加害者の列に加えたがらぬものです。悲劇が生ずれば、被害者の立場を錯覚します。しかし被害者は同時に、下の部分に対し加害者の面を持つのが普通です。悲劇は、二重、三重に構成されています。私の貧しい体験が、あなた方の追体験をなし得ず、あなた方の悲劇に及ばぬとき、私とあなた方との間には、依然深い溝が横たわっている証拠となるでしょう。正直に告げて、今も私は加害者です。自己紹介ですから申し上げたいのですが、かつて軍人であり、かつて植民者であり、今はビルに住む都会生活者です。ハンセン病の歴史は、私が申すまでもなく、アフリカからアジアにわたる屈辱が示すとおりです。今私が、あなた方との間に横たわる河と崖を越えるとするならば、植民者、軍人、その他もろもろの、自分の現代史の中のふるき勝利、新しき受益的立場とたたかうこと以外にありますまい。それは恐らくあなた方の作品から学ぶことからはじめられるでしょう。社会の悲劇構造は下へ下へと向かっていますが、私はそこをのぞきおろし、ハンセン病者の詩が、垂直的な高さを示していこうとすることを、これから学ぶことでしょう。

（「高原」一九六五年一月号）

村松さん四十一歳のときである。

村松さんが草津で詩話会を行うと、盲人の香山さんは杖を突きながら会場にやってくる。香山さんは手も不自由で知覚麻痺もある。香山さんは村松さんのことを村松さんの声で確かめ、村松さんの抱擁で認める。

香山末子の第三詩集『青いめがね』（皓星社　一九九五・五・五）は村松さんが亡くなったあと出されている。この詩集は三つのキーワードで構成されている。香山さんがずっと持ちつづけている、一子供たちを恋うる「母」というキーワード、二　望郷（韓国）だ。そして三つ目のキーワードは、詩を通して二十年間励ましつづけた村松武司という人への恋文だ。

入院

先生は手術のために入院した
詩を書こうと思っても
力が入らない
心に張りが戻らない
どうしたものか?
先生が元気になりますよう
祈るだけ

寂しかったあの会場

哲ちゃんの出版記念会
次々と挨拶、いっぱい
いくら待っても一人だけが、いない
よく考えたら村松武司先生がいない

あの世に行ったきり帰ってこない
胸にぽっかり穴が空いたよう
どんなにいいところかわからない
先生もやっちゃんも戻るよう
どんなに思っても戻らない
でっかい家で奥さんは一人
ぽっつりと暮らしている
どんなにか寂しくて
つまらないだろうな

村松さんはハンセン病患者の方々に本当に愛された。亡くなる年まで、ベッドの上で栗生の方たちの詩の選をしていた。二十八年間休むことなくひとつのことをやりとげた人です。


二〇〇一年十月十六日（火）　本当に近づいてきた。

上尾市立大谷公民館から、正式に「人権講座」の講演依頼書がきた。本当に講演が近づいてきた。二時間も話すのです。我ながら緊張のあまり気を失わないとよいのだけれども。

簡単なレジュメを作った。以下のよう。

失われたものを求めて　ハンセン病問題を患者・元患者の作品から読む

一、国は（私達も含めて）どのようなことを、ハンセン病元患者に強いたのか。
　主に子供達の作品から（作文や詩）問う。
二、ハンセン病の歴史。
三、作品紹介。（苦しみをのりこえて）
四、託されるもの。
私達は元患者さんの苦しみをどのように受け止められるだろうか。

　本日、鶴見先生から連絡をいただく。

二〇〇一年十月十九日（金）　加賀乙彦先生からご連絡をいただく。
加賀先生は、お送りした小説の巻（三巻分）の原稿を約三分の一読みこまれたそうだ。そんなにかからずすべての作品に目を通し終わるそうです。
巻の構成についても少しお話いただく。年代で構成してゆくお考えのようだ。まずは最初に北条民雄の「いのちの初夜」を。「これは全集の初夜でもありますね。」と。そして「戦争中の作品がもう少しあれば良いのですが。」とおっしゃられた。

私は今回の『ハンセン病文学全集』第一期は単行本からの作品選択が主なのですが（単行本化された作品は作者の最終意思）これら一期の作業が少し落ちついたら、（来年早々くらいから）全国の療養所に長期に滞在し、各園の機関誌を複写したりいろいろな方にお会いし、生原稿から、聞き書きまで（とにかくハンセン病の患者さん達の残されたものを対象とする）取材し、発掘し『ハンセン病文学全集』第二期としてまとめてゆく予定だとお話した。その過程で戦争中の作品も出てくると思いますとお話しした。

加賀先生は、今ある作品を読み終えたら、解説を書くためにも療養所に行ってみたいとおっしゃった。作品の書かれた風景を見てみたいそうなのだ。例えば冬の草津。雪をかむった浅間山、白根山。小豆島を遠景に見る孤島の愛生園、光明園。ぜひご案内したいと思う。

谺さんからたまたま連絡をいただくことがあったので、この趣旨をお話すると即決でひきうけてくださった。

雪の草津へまいりましょう。

昨日は鶴見先生からお電話をいただく。


二〇〇一年十月二十二日（月）　加賀先生からご連絡をいただく。加賀先生からふたたびご連絡をいただく。

本日お送りしたすべての小説をお読みになられたそうだ。あまりの速さにびっくり。私のほうで選をした作品以外のものまで目を通されたそうだ。「私は作品にはすべて目を通すことにしていますから。」とおっしゃる。

しばし作品や著者のことについてお話しました。先生は島比呂志さんのことを感心されていた。全体に目を通していただいたということは、全作品リストをお送りするようにしたいと思う。

冴さんが草津へおいで下さいと言っていたメッセージを伝えると、「草津へ行って見ましょう」とおっしゃっていた。

雪の草津へご案内させていただきます。


二〇〇一年十月二五日（木）　はじめまして、寺田さん、間宮さん

午前中にスタジオ・オズの寺田さんと間宮さんが見える。

用件は『ハンセン病文学全集』の特集番組を作りたいとのことだった。これから企画書を出すための取材だそうだ。また具体的な話になったら、日誌にも紹介しようと思う。


ところで昨日は大岡先生に連絡を取るが、新潟に講演旅行だそうだ。お元気そうでなによりでした。

加賀先生に、小説の巻の全作品リストをお送りする。

先生『永遠の都』は六巻まできました。このあと初枝と普助はふたたび出会えるのでしょうか。空襲でやけどをして盲人となった時田利平は……五郎は……どうなるのでしょう。
毎日少しずつですが楽しんで読んでおります。

二〇〇一年十月二十六日（金）　小説の巻の収録作品決まる。

昨日は加賀先生に小説全作品リストをお送りしたのと入れ違えに、今日お電話とお手紙を頂戴した。収録作品を決定していただいたのだ。後は私のほうで分量の計算と作品の並び替えをするだけ。ありがとうございました。

構成は入園先の場所にはこだわらず、発表年代順でゆく。最初に「いのちの初夜」を持って来て最後は「海の砂」で締めくくるというご指示をいただきました。小説は年内入稿が可能となりました。
加賀先生本当にお疲れ様でした。ありがとうございます。

二〇〇一年十月二九日（月）　春日さんからご連絡いただく。

ＮＨＫの「にんげんゆうゆう」番組を作っていらっしゃる春日さんからご連絡いただく。「ハンセン病文学全集」のホームペイジを見てくださったそうだ。
週末は「山櫻」昭和七年から、昭和十五年までの文芸特集を読む。
おもしろい。心に残った作品がいくつかある。そのひとつが「霜の花」小杉不二の作品だ。
この方はうちの佐藤君の話しだと、（全生園の小杉桂一氏から）小杉不二は東条耿一のことだそうだ。

東条と北条民雄は親友だった。また東条は北条が亡くなるときに最後まで看取った。

臨終記

東条耿一

（略）死ぬ二三日前には、心もずっと平静になり私などの測り知れない高遠な世界に遊んでいるように思われた。おれは死など恐れはしない。もう準備はできた。ただおれが書かなければならない物を残すことで心残りだ。だがそれも愚痴かもしれん、といったのもその頃である。底光りする目をじっと何物かに集中させ、げっそり落ちこんだ頬に小暗い影を宿して静に仰臥している彼の姿は、なにか痛々しいものと、或る不思議な澄んだ力を私に感じさせた。私はときおり彼の顔を覗きこむようにして、今何を考えている？　と尋ねるとなにも考えていない、と答える。何か読んでやるかと聞くと、いや何も聞きたくない、と言う。静かな気持ちを壊されたくないのであろう。

彼の死ぬ前の日。私は医師に頼んで、彼の隣寝台を空けてもらった。夜もずっと宿って何かと用事をしてやる為であった。私が、今晩からここへ寝るからな、というと、そうか、済まんなあ、とただ一言。あとはまた静に仰向いていた。補助寝台を開けると、たいていの病人が、急に力を落したり、極度に嫌な顔を見せたりするのであるが、彼は既に、自分の死を予期していたのか、目のいろひとつ動かさなかった。その夜の二時頃看護疲れに不覚にも眠ってしまった私は、ふと私を呼ぶ彼の声にびっくりして飛び起きた。彼は痩せた両手に枕を高く差し上げ、しきりに打ち返しては眺めていた。なんだかひどく興奮しているようであった。どうしたと覗き込むと体が痛いから、少し揉んでくれないか。という。早速背中から腰の辺を揉んでやると、何時もはちょっと触っても痛いというのに、その晩に限って、もっと強くもっと強くと言う。どうしたのかと不思議に思っていると彼は血色のいい顔をして、眼はきらきらと輝いていた。こんな晩はすばらしく力が湧いてくる、どこからこんな力が出るのかわからない。手足がぴんぴん跳ね上がる。君、原稿を書いてくれ。というのである。いつもの彼とは様子が違う。それが死の前の最後に燃えあがった生命の力であるとは私は気がつかなかった。おれは快復する、おれは快復する、断じて快復する。それが彼の最後の言葉であった。私は慌てふためいて、友人達に急を告げる一方、医局への長い廊下を走りながら、何物とも知れぬものに対して激しい怒りを覚えバカ、バカ、死ぬんじゃない、死ぬんじゃない、とつぶやいていた。

彼の息の絶える一瞬まで、哀れなほど、実に意識がはっきりしていた。一瞬の後死ぬとは思えないほどしっかりしていて、川端さんにはお世話になりっぱなしで誠に申し訳ない、といい、私にはいろいろ済まなかった、ありがとう、と何度も礼を言うので、私がなんだそんなこと、それより早く元気になれよ、と言うと、うん、元気になりたい、と答え葛が食いたい、と言うのであった。白頭土を入れて葛をかいてやるとそれをうまそうに食べ、私にも食え、と薦めるので、私も一緒になって食べた。思えばそれが彼との最後の会食であった。珍しく葛をきれいに食ってしまうと、彼の意識は、急にまるで煙のように消え失せた。

こうして彼がなんの苦しみもなく、安らかに息を引き取ったのは、夜もほのぼのと明けかかった午前五時三十五分であった。もはや動かない瞼を静かに閉じ、最後の決別をすますと、急に刺すような寒気が身にしみた。彼の死に顔は美しかった。

彼のつめたくなった死に顔をみつめて、私は何かしらほっとしたものを感じた。そのふさふさとした頭髪をなでながら、小さく北条北条とつぶやくと、清浄なものが胸元をぐっと突き上げ、目頭が次第に曇ってきた。(後略)

長くなってしまったけれど、東条という人が良くわかる作品である。

東条は北条の理解者だった。そして北条を支えていた人であった。「霜の花」は東条のやさしさが良くわかる作品である。


二〇〇一年十月三〇日(火) ハンセン病問題研究班からの連絡。

本日、酒井シズ先生のお名前で、第一回研究班の会議の日程調整のファックスをいただく。

十一月十三日〜二十三日の間に集まることになるらしい。


二〇〇一年十一月五日(月) みみずく通信第二号。

「みみずく通信」第二号の編集会議二の原稿を作る。

月一回くらいの発行を目差すと、一号ではおおみえをきったが、一号を発行してからはや三ヶ月も経ってしまった。(これでは三号雑誌どころではない。)

二〇〇一年十一月七日（木）　第一回研究班。清水昶氏の公明新聞の原稿について。

本日、ハンセン病問題に関する研究班・第一回の会議の開催についてのお知らせがきた。（ホッとしたなー）

ところで公明新聞の（二〇〇一・十一・四）日曜版の文化欄に清水昶氏が「ハンセン病文学の彼方へ」というタイトルで原稿を寄せている。気になる点があるので箇条書きふうにあげます。

「らい予防法は、今を去ること九十年前に施行された。」↓一九〇七（明治四十）年法律第十一号「癩予防ニ関スル件」が公布される。一九〇九（明治四十二）年に施行。一九三一（昭和六）年法律第十一号が改正され「癩予防法」公布される。一九五三（昭和二十八）年「らい予防法」改正され施行。「らい予防法」という名称で施行されたのは、一九五三年なので、施行されて四十八年ということになるだろう。この一九五三年に施行された「らい予防法」に対して患者さん達は、改正させるために立ち上がり、国会に陳情に行き、また国会にいけないものは、ハンガーストライキをし、まさに死に物狂いで闘った歴史があります。

「もともとらいという病気は伝染病ではなかった。」↓ハンセン病は感染症でしょう。清水さん。ハンセン病は、感染症と思われず遺伝病といわれた時代が永く続いた。このために、いわれのない差別を受けてきた歴史があるのではありませんか。家族の中にこの病気が出ると、嫁いでいたものが返され……。清水さんにこのような悲しい話はお話したはずです。この間違った事実を払拭するのにどれだけ患者さん達が苦労したかを理解していてくれるものだとばかり思っていました。

いくつかの清水さんの原稿の中でこれは一番残念に思う一言です。

「ここで私たちが再考するべきは結核より重いハンセン病だから……」↓私が知っている知識だと、ハンセン病は、菌の培養もできないくらい微弱な菌で、感染経路も乳幼児の時の密接な接触でないと感染しないと聞いています。結核の感染率の方がハンセン病よりずっと高いと思います。ここでいいたいのは、いたずらに恐い印象をうえつけないで下さい。

「ハンセン病文学というジャンルが成立するや否や……（中略）ハンセン病の長い歴史において記録文学として貴重な価値を持つといえる。」↓ハンセン病は病気だけの歴史をもつわけではなく、隔離、強制収容、それによって、社会的基盤を失い、そして優生保護法により堕胎・断種まで迫られた歴史を持ちます。

以前にも書きましたが、人間が生きてゆく限り、生命（いのち、いのちのなかには、子供もあり、技術もあり、思想もあり）の循環、（受け渡されるべきもの）を国によって断ちきられたということを私は重く受け止めて欲しいのです。

患者さん達が、驚くほど作品を残している事実は、これらの受け渡されるべき手段がすべてたたれていたという証拠でもあると私は思っています。

『ハンセン病文学全集』はそうした背景を持つ文学全集です。

私は文学者ではありません。おこがましいとは思いますが、清水さん。記録文学という言い方が私は良く理解できません。「私がこの場所で、私が生きている時代の中で、生きていることをありのままにしるす（刻む）」ことは文学ではないのでしょうか。

「らい園俳句の俳人たちの初期は活況を呈してはいたが、大抵は、慰安娯楽の具であり自らの不運な境涯の琴線に触れる句は少なかったらしい。自らが、らい患者であることが罪でありタブーであると思いこんでいたせいかも知れぬ。」↓清水さんには初期の俳人たちが、娯楽で作句していたとどうしてわかるのですか。私は真剣だったと思います。むしろ表現の問題ではないでしょうか。他の箇所で、「業病」という言葉もありましたが、病気になることに罪があるはずはありません。

むしろ患者さん達が心配したのは、家族にいわれのない差別の被害が及ぶことをとても心配していたということでしょう。

「手や足が腐食してゆく症例が多い。」↓患者さんの多くが知覚麻痺のために傷ややけどをしていても気がつかなかったり、治りが遅かったりという話は聞いたことはありますが、らい菌が手や足を腐食させるという話は私は聞いたことはありません。

どこからこんな知識を覚えたのですか、しっかり勉強してください。


「長くて惨い仕打ちの中で、ようやくハンセン病の歴史は幕を閉じたのである。」↓今ハンセン病の療養所の平均年齢は、七十五歳となっています。そしてこれらの方達の中には、園の中の納骨堂に安置されたままの、病友たちを故郷に帰してあげたいという運動に、取り組んでいる人たちがいます。たしかにハンセン病元患者さん達は高齢化してはいるが、納骨堂に故郷に帰れない死者達を残したままではハンセン病の歴史は終わったことにはならないでしょう。

むしろ、今年の元患者さん達が勝ち取った国賠訴訟を機に今度は私達がそのバトンを受け取り、今和解交渉をしている元患者さん達を支え、支持し本気でこの問題を解決して行かなければならないのではないのでしょうか。だって、私達は彼等を療養所に閉じ込めた側の人間ですから。


二〇〇一年十一月八日（木）　こうして仕事は広がってゆく可能性があるのだな。

昨日は、映画監督の原一男さんとプロデューサーの小林佐智子さんとお目にかかり、お話をした。


二〇〇一年十一月九日（金）　草津で、トロチェフさんと谺さんと。そして沢田さん。

十一月八、九日と草津の栗生楽泉園に行ってきた。

私にとっては、本当に久しぶりの草津でした。一度倒れてから、（病気でですよ。これを言ったら呑みすぎて倒れたのかという人がいたので。）旅行へ出るのがちょっとおよび腰になっていたので。久しぶりの草津は、空気が冷たくまた木々が色づき、草津の自然に囲まれた風景に見入った。一方で美しいと思うが、改めてこの雪深い自然の過酷さを意識する。

トロチェフさんのお宅を訪ね、おばあさまとお母さまの写真やアルバムを見せていただく。このことはあとでもう少し詳しく書くつもり。

トロチェフさんと村松武司さんのことを少し話す。トロチェフさんは、右手を胸にあて、左手を水平に伸ばし「本当にすばらしい方でした」とおっしゃった。さすがにロシアの貴族の立ち振る舞いだった。村松さんに敬意を表してくださったのだろう。瞬間私は泣きそうになった。

沢田五郎さんを訪ねる。体調はあまり良くないようだ。お声はあんがい元気そうだったが、心配だ。いろいろお話しているうちに、『とがなくてしす』の増補版を出すことに話が進んだ。沢田さんはいろいろな方にもっとこの本を見てもらいたいという気持ちが強くある。流通の方法をいろいろ考え、お力になりたいと思う。

夕方から、石楠花荘で谺さんと湯どうふパーティをする。腹ごしらえの後町へくりだし、今度はカラオケ会へと。総勢六名で騒いだ。

二〇〇一年十一月十五日（木）　望月拓郎さんと再会。

望月さんが東京にみえた。夕食を一緒にする。話して見ると一五年ぶりぐらいらしい。楽しいひとときでした。でも結局ご馳走になってしまった。


二〇〇一年十一月一六日（金）　第四回協議会に参加。

今回の会議は、一回目から三回目に比べると厚生労働省もずいぶん歩み寄った姿勢は感じられた。年内解決の糸口も見えてきたのかもしれない。しかし「真相究明班」の方は、厚生労働省から「うまく行っていない、第三者機関と言いながら、原告が研究班のメンバーはおかしい」などの発言もあり、会場から怒りの声が上がり、一時場内は騒然とする場面もあった。


二〇〇一年十一月二十日（火）　第一回研究班に参加する。

研究班に参加する。しかし研究内容まで話しは進まず。これは研究会〇〇会と言うところでしょうか。このころ、零細出版社の性でしょうか。『ハンセン病文学全集』以外のことで忙しい。ただ今忙しいのは、最後の『人物〔情報体系〕』の刊行で忙しい。


二〇〇一年十一月二九日（木）　結石で苦しむ。

ようやく『日本人物情報大系・宗教編』（全十巻）の入稿も九割かたすんだと安心した、日曜日のよる、血尿が出た。びっくりして、翌月曜日病院に行き、尿管結石と診断される。それからが痛みがひどかったが、本日痛みも鈍痛となり、出社する。

体は、なぜこのような結石（異物）を創り出すのでしょうか。ともあれ、動けず三日間休んだ。ここのところ目先のことに追いまくられていたので、少しナガーイ目で、いろいろ考えるきっかけとなった。

二〇〇二年一月八日（火）　あけましておめでとうございます。

しばらく日誌から離れてしまった。この一月ちょっとの事を少し。

正式に、草津の沢田五郎氏の『とがなくてしす』を「ハンセン病叢書」という、シリーズから刊行することになった。若干の増補（第一章の「とがなくてしす」を）とこの書籍全体の構成を、歌人沢田五郎氏の歌を柱に持ってきて、組み立てなおす編集方針でゆこうと思う。もちろん内容は、初版とかわらない。

五郎さんは、「私は、不自由だから、ここ（栗生楽泉園）を出てゆく事はかなわない（退所して生活してゆくこと）。けれど草津の重監房のことだけは生きているうちにしっかり語っておきたい」という。五郎さんの『とがなくてしす』は今年の三月の末頃刊行予定です。

きせずして、五郎さんのお兄さんからも（沢田二郎氏）連絡をいただき、自叙伝を出したいと相談を受ける。二巻くらいのボリュームになる予定だ。タイトルは『らい予防法』で生きた六十年の苦闘』だ。原稿を読んだが、二郎さんの筆力に圧倒される。また当時の園内作業の（強制作業）始まりとその後の過剰な強制労働について詳しく語られており、ハンセン病行政の実態も理解できる作品だ。二郎さんの作品も春頃刊行できるだろう。

ところで、二郎さんと五郎さんとお会いして話が伺えるのは、ひどく楽しい。お二方とも、豊かな知識と、また驚くほどの記憶力で、私を圧倒する。そしていつも気さくに私に接してくれる。私はこのおじいさんたちが大好きだ。

十二月二十五日、第五回目の「ハンセン病問題対策協議会」が行われ、原告側と国とが正式に和解の調印を結んだ。検証会議は、四月頃から発足する予定だそうだ。それを受けて「ハンセン病問題研究班」が動き始めた。

正式メンバーは座長でもある順天堂大学医学部教授の酒井シズさん、光明園の医師の青木美憲さん、同じく青松園の和泉眞蔵さん、宮古南静園園長の菊池一郎さん、金沢大学法学部教授の井上英夫さん、精神科医療史研究会代表の岡田靖雄さん、長島愛生園資料館の原告でもある宇佐美治さん、東京大学医学部公衆衛生学教室の佐藤元さん、奈良女子大学生活環境学部の鈴木則子さん、楽泉園副園長の並里まさ子さん、富山国際大学人文学部の藤野豊さん、三菱化学生命科学研究所研究員の松原洋子さん、順天堂大学医学部教授の丸井英二さん、琉球大学法文学部助教授の森川恭剛さん、順天堂大学医学部院生の魯紅梅さん等だ。私が研究班に提出した研究概要は次の通り。

「ハンセン病患者作品から、隔離政策、療養所の生活、社会・家族との断絶の実態を明らかにし、その誤りを繰り返さないための基本的認識を社会と共有するための研究」

背景

九十年にわたる、不当な隔離政策の終焉を受けて、その誤りを二度と繰り返さないためには、その実態をできるだけ明らかにする必要がある。

目的

第三回ハンセン病問題対策協議会であげられている、研究班に求められた九項目に基づき七、八の項目の「強制労働」「被害の全体像」について、研究したい。

〔二〇〇一年九月二十五日（火）記載の九項目を再掲〕

資料と方法

現在『ハンセン病文学全集』（全二十巻）を編集中である。本全集は単行本約千冊、各園の機関誌を主軸に編集する予定である。また二〇〇一年から一年計画で、全国の療養所を訪ね、元患者の話を伺う予定としている。（聞き書き、生資料が予想できる）それらの患者・元患者が書残した作品（文字として記されたものすべてを対象に）の中から、強制労働の実態、園内での生活状況、また学園生活をしていた子供の作品などにより、被害の実態を探ってみたい。

予想される結果

元患者から断片的に聞いた被害の実態が、全国的規模で歴史的順序を追って明らかにされる。

次回の研究会は、今月の末頃開かれる予定。

十二月三十日、AM八：三〇。冴さんからの電話で目が覚める。草津町の町議会選に立候補するという電話だった。応援に来いという電話でありました。

私が担当している「文学全集」、「ハンセン病叢書」そして研究班の仕事、今年は皓星社の仕事を通して、いろいろな人に出会い、そしてそれらを力にして、今までつづけてきた仕事の実を結ばせる（形として残す）年だ。毎年今年こそはという目標を立てるが、今年ほど目標が盛り沢山の年はないだろう。

今年一年、健康に気をつけ充実した、悔いのない年にしたいと思う。

そして私の日誌を見てくださっている方々に。

去年（二〇〇一年五月）からささやかにはじめた日誌も、八ヶ月立ちました。私自身、ふときづくとあっという間でした。拙い日誌ですが、お付き合いくださり誠にありがとうございます。どうぞ皆様（読んでくださっている方）にとってもよい年でありますように。

二〇〇二年一月九日（水）　結石のその後。

今日は東京女子医大の腎センターに行ってきた。年末に検査した結果を聞きに行くためだ。

診察室に呼ばれて、初めて自分の体の輪切りの写真を見た。（なんとか断層写真というそうだ。）小さく並んだわたしのからだの輪切りの写真の説明を聞いているうちに、鮭の中骨の缶詰を開けたときのように見えてきて（たくさんの中骨の缶詰を想像してしまって）なんだかおかしくなってしまった。結果はＯＫでした。あんなに痛かったのに、自然と体から流失してしまったようだ。不思議やねー。

二〇〇二年一月二十一日（月）　俳句の巻原稿送る。

連絡をしまくった。

加賀先生宅、大岡先生宅、愛生園の宇佐美さん（二十四日の「ハンセン病問題研究班」会議のため）、楽泉園の田中梅吉さん（楽泉園で出す写真集の打ち合わせ）、光明園の榎本初子さん（『香山末子詩集』の打ち合わせ）そうこうしているうちに、谺さんからも電話をいただく（谺さん選挙本当にお疲れ様でした）。

バタバタしているうちに、佐川急便の集荷の時間で、あわてて『ハンセン病文学全集』俳句の巻の原稿を大岡先生に送る。（はぁーやっとおくれた。）

今週中に短歌の巻もお送りする約束をしたので、明日からはそれの整理に取り組む予定。

二〇〇二年一月二十五日（金）　あっというまに週末です。

今週は気ぜわしかった。

月曜日には、大岡先生に連絡を申し上げて、俳句の巻の原稿をお送りした。

火曜日水曜日にかけて、加賀先生と連絡が取れ、二月末に一緒に草津へ伺うこととなった。

木曜日は「ハンセン病問題」研究班の会議に行ってきた。三月の末までに研究報告書を提出することになった。会議の場で久しぶりに宇佐美さんに会った。

金曜日は残りの短歌の巻を大岡先生のところへ送った。（今日です）本日はお留守で、明日また連絡をいれることにする。

榎本初子さんから『香山末子詩集』の原稿が届く。本日、沢田二郎さんから『らい予防法」で生きた六十年の苦闘　第一部』の追加原稿が届く。これで全部原稿がそろったことになる。それぞれの著者に連絡を午前中いれた。


二〇〇二年一月三十日（水）『ハンセン病文学全集』を今秋から配本したい。

『ハンセン病文学全集』第一期の巻割りは以下のよう。

一・二・三巻「小説」　解説・加賀乙彦先生。
四・五巻　「随筆・記録・評論」　解説・鶴見俊輔先生。
六・七巻　「現代詩」　解説・大岡信先生。
八巻　「短歌」　解説・大岡信先生。
九巻　「俳句・川柳」　解説・大岡信先生。
十巻　「児童作品集」　解説・鶴見俊輔先生。

刊行時期から考えても、秋頃から一月ごとに配本をしてゆきたいと思う。

先生方には原稿を送り終わっているので、一度春頃編集第二回目の会議を行いたいと思う。ところで、加賀先生と雪の草津へ行くことになった。

二月の末頃に行くつもりだが、先生は在園者の方々ともお話したいようです。楽泉園にて在園者の方々と、懇談会を持つ予定で今患者自治会と交渉中です。


二〇〇二年一月三十一日（木）　戦争が始まるの巻。

営業部長、社長と編集の私とで、『ハンセン病文学全集』配本計画会議をおこなう。

配本計画をつめて、いけばいくほどびっくりするほどの作業量。めまいがする。パンフレット、月報、編集会議……。全二十巻が刊行されるまでは、死ぬわけには（病気にならないように）いかないぞ。今日からは気持ちを製作に切り替えて、手際良くぽんぽんといかなければね。

がんばるぞ。


二〇〇二年二月七日（木）　小説の巻割決定。

加賀先生とご連絡をとり、小説の巻の巻割りが決定する。

午前中は、療養所の自治会に電話を入れ、著作権の問い合わせをする。心構えはしていたけれど、亡くなった作者の著作継承者はいない。要するに、これは親族との関わりが断たれていた事の証拠でもある。

自治会では、遺稿集を作った時の世話人を紹介してくれたり、北条民雄にいたっては、親友だった東条耿一の妹さんを紹介された。北条は著作権は切れているが、道義的な意味での了解を得るべきだとは思う。けれど、園内の親友の妹が北条の関係者だという現実はあまりにも悲しい。

死して五十年もたってもまだ家に帰れていないということなのだろう。


二〇〇二年二月一十五日（金）　研究班草津へ行く。


二月十日、十一日と研究班の合宿があった。

検証会（ハンセン病問題の真相究明）の下に今まであった研究班が、検討会という名称に変る。また四月から正式に立ち上がる検証会議（検証会議のメンバー構成はマスコミ五名、弁護団二名、所長一名、原告一名、学識経験者三名）で選ばれるそうだ。その検証会議で、検証してゆくハンセン病問題のテーマ（課題）を私達研究班で提案し、あげることになった。

いろいろあったが、これら研究班のメンバーは来年度もかわらず現状のままゆくということ。私達は約一年場合によっては数年かけて、ハンセン病の真相究明のための報告書をまとめてゆくことが決定した。よいかたちで、話はまとまったことにとにかくホッとした。

まずは、来年度に向けてのテーマを私の研究テーマとしてまとめなければ。何度も何度も書いていることだが、原告から上げられている真相究明の項目を見据えながら私にどういう形の報告書が作れるかをよく考えてみようと思う。

第三回ハンセン病問題対策協議会であげられている、研究班に求められた九項目に基づき七、八の項目の「強制労働」「被害の全体像」について、研究したい。

〔二〇〇一年九月二十五日（火）に記載の九項目を引く〕

二〇〇二年二月一八日（月）　鶴見先生とご連絡をとる。


鶴見先生とご連絡をとり、『ハンセン病文学全集』の全体の進行のご報告をする。

先生も、早く（年内から）定期配本をしてゆく形が良いとおっしゃった。風邪をひかれたそうで、三十日くらい仕事が遅れているともおっしゃっていました。お大事にしてください。

三月末から四月上旬で、第二回編集会議を行う話をする。今回は原稿がそれぞれの編集委員の手に渡っているので、内容に踏み込んだ話ができればと思う。

今週金、土と加賀先生と草津へ行って来る。

先生は、二十三日に在園者の方々との懇談会を予定している。本日草津の沢田五郎さんと連絡をとったら、まだ園内放送がかかっていないのに二十三日に加賀先生が来園するというのが在園者の方々（一部）の間で噂になっているとの話を聞く。当日沢山の方が来てくださると良いです。

二〇〇二年二月二十六日（火）　香山末子さんのこと。

先週末、加賀先生と草津へ行ってきた。これらのことはまた改めて書きます。ところで、今週末から、岡山の長島に行って来る予定だ。まずは光明園をまわって愛生園に行く。光明園には、香山末子さんの娘さんがいらっしゃる。今回の旅の目的のひとつは、この方にお目にかかることだ。ここ数日、香山末子さんの詩集を読み直している。

漆紅葉（二）

なんの予定も約束もないのに
やたらと気がもめてくる

もし死んでも
またこの世に戻れば――
こんなに急がなくても

漆紅葉が真赤に炎えて
空しいのか
切ないのか

私にはわからない

私は香山さんの詩をもっともっと読みたい。

でも私のその願いは、香山さんにとってはとても酷なことなのかもしれない。

香山さんの詩を読んでいると、四十年ぶりに姪が訪ねてくる箇所がある。しかし韓国人である姪と香山さんとの会話は成立しない。韓国人である香山さんは、言葉を失い（故郷を失い）、子どもを失い、家族との関係を断ち切り、雪深い尾根づたいの癩の療養所に収容される。

「一瞬　忘れて／日本人と一緒になって／笑って怒ってすましていて／ときどき韓国人に戻る／水の上の油のように／丸く固くなっている」

と詩に書いている。香山さんが心の底から、安心して落ちついていられる場所はあったのだろうかな。

二〇〇二年三月一日（金）　冬敏之さんの訃報。

本日からノートパソコンに変えた。エッジ〔データ通信サービスの一種〕から送信できるので、明日からの旅の友となる。

本当は今日から岡山の愛生園、光明園と一週間の旅に出るはずであった。がしかし、昨日冬さんが亡くなったことを聞いた。

今夜はお通夜にうかがって、明日から出発することに変更する。

冬さんがこんなに早く亡くなることは考えてもいなかった。
もっとたくさんお話をさせていただけばよかったと悔やんでも悔やみきれない。
心からご冥福をお祈りいたします。

二〇〇二年三月四日（月）　冬さんの通夜に出席して。

三月一日（金）所沢葬祭センターにて冬さんの通夜がとり行われた。
そのときいただいた「御会葬御礼」を転載します。

故　冬　敏之　儀、葬儀の際は御多用の処、また遠路にも拘わりませずご参列いただき誠に有難く厚く御礼申し上げます。

故人は、7歳でハンセン病を発病、父とふたりの兄とともに多磨全生園に入園いたしました。撲滅、隔離の政策下、「地獄の収容所」といわれた療養所で二十六年間、少年期、青年期を送っています。34歳で社会復帰、作家となりました。このたびのハンセン病・国家賠償請求訴訟においても東日本原告団副代表として先陣に立ちました。故人の勇気に満ちた生涯は、今も多くの療養所の人々の語り草となっております。

幽明界を異にしようとするとき、冬敏之短編小説集『ハンセン病療養所』に対し日本共産党中央委員会より第四十三回多喜二・百合子賞が贈られたことは故人にとってこの上ない喜びとなりました。

命あるかぎりハンセン病への差別・偏見をなくすために力を尽くしたいと努力を重ねてきた故人の意思を、その著作とともに継承してまいります。

二〇〇二年三月一日（通夜）
二〇〇二年三月二日（告別式）

葬儀委員長　土井大助
葬儀副委員長　島田修司
葬儀副委員長　鶴岡征雄
喪主　深津嘉子

冬さんへ。

能登恵美子

冬さん。
初めて会ったのは、ある大学の研究室だったよね。
やたらしゃべる鬱病と（自ら言っていた）教授の研究室だった。
あなたは、教授や私をきづかい、語ってくれた。
私はずっとあなたのことをツタのような人だと思っていた。

ひとに寄って生きてゆくようでもそうじゃない。

自分自身の意志は固く、周りに左右されず、細くて小さな体から、「抵抗」問うものをほとばしらせながら上に向かってゆくんだ、強いんだよね。

あなたのエネルギーは恐ろしいほど感じた。

誰にも寄っていない強さがあったんだろうね。


その次にあったのは東京地裁の法廷だったかな。強い冬さんが一人でいたっけ。

原告と弁護団と支援者の人たちのなかで、なぜか私を見つけうれしそうな顔をしてくれた。

冬さんは強い人だから、社会復帰をして、何度も職安に通って、そのことも小説にまでしてるね。本当に大変だったんだろうな。


原告団の中では冬さんは、「トッシュツ」してたよね。同じ原告でも立場が違う（現在の状況）と簡単に双方の立場を思いあうことが難しいのかもしれないと思った。

でもね。いろんな立場ってあっていいんだよね。私は冬さんの小説の世界でしか、冬さんを理解していないかもしれないけれど、冬さんの立場も、冴雄二さんの立場も、沢田五郎さんの立場も、双見美智子さんの立場も、宇佐美治さんの立場も、みんなアリだよね。

みんなすごいもん。

私にそれらの人と同じようにやれる自信なんて全然ないもの。

今日のお通夜は、夜のせいかな。在園者の方々が少なかった。私にはわかっていないのかもしれないけれど、同じ釜の飯を食った仲というか、（でも今在園者の平均年齢は、七五歳って聞いているけれど）そういう人たちの中で、生きてきた冬さんをもっとたくさんの在園者の人たちが見送ってほしかったな。冬さんは七歳から二六年間も療養所の中で生活してきたんだもんね。

冬さんが思う共産党だって、私たちが考える党と思っちゃいけないんだ。ハンセン病に始めて向き合った党だから、冬さんがずっと大事にしていたのだろうと思う。

まあ。共産党は置いておいても、向き合うことはその人の力になるよね。私たちはみんな忙しいって毎日生きているけれど、向き合うことをなるべく避けているのかもね。向き合ってくれた人や、ものに対しては冬さんは仁義とおしてたのかも。

冬さん、あなたが小さな骸になることには私は怒りを感じるの。

あなたが前に私に言っていたのは、「感染」だったよね。ハンセン病療養所（感染症の療養所）にてC型肝炎を感染したんだよね。

この皮肉的な感染は許せないよね。

冬さんが考えていたやるべき仕事だってあったよね。

悔しいよね。


本当に悔しいよね。


奥さんが冬さんが自然死（肝臓癌で）（生きることを最期まで全うしたということでそう言ったのかな）

亡くなったといっていたけれど、もっともっと小説を書いてほしかった。

㑹さんと先週会ったときに、㑹さんのイメージの中で、高速道路でね。

一番高い木にヒューっと飛んでって、お化けになってその道路を通った人をおどかすことを考えるんだって。「ばぁー」ってね。

うらみ、怨念、つのるよな。そして人を超越した存在に㑹さんはなっちゃった。

こんなばかなことってないもの。

冬さん私は、あなたに化けて出てきてほしいって、思っているわけではないんだ。

ただ、

わすれさせてなるものか。

そう言いたいの。

わすれさせてなるものか。

そう思うんだ。

またね。冬さん。

またね。

二〇〇二年三月八日（金）　研究班に送った報告書。

「ハンセン病問題」真相究明検討会への研究課題報告書

はじめに

「第3回協議会で回答を求める事項について」（ハンセン病違憲国賠訴訟　全国原告団協議会・全国ハンセン病療養所入所者協議会・ハンセン病違憲国賠訴訟全国弁護団連絡会から）では、以下の9つの課題を提示し、真相究明班に解明を要望している。

〔二〇〇一年九月二十五日（火）に記載の九項目を引く〕

以上の要望を踏まえ、私は以下の2点について研究課題としたいと思う。

1　ハンセン病療養所内での「療養」の実態について。

現在、私は『ハンセン病文学全集』（全20巻）を編集中である。本全集は単行本約千冊、（別紙〔添付ファイル〕1、2「ハンセン病目録稿」参照）各園の機関誌を主軸に編集している。また2002年から1年計画で、全国の療養所を訪ね、元患者の話を伺う予定としている（聞き書きのほか、生資料の発掘が予想できる。現にうずもれていた鈴木重雄氏の自叙伝、生原稿が千枚発見された。）こうした調査を通して、患者・元患者が書残した作品（文字として記されたものすべてを対象に）の中から、上記の原告団からの要望書の「7　強制労働の実態、園内での生活状況、療養所内の実態」を明らかにしたい。また療養所内には、強制収容された子供の存在もあった。彼らは学齢期にあっても、学校教育も満足に受けられなかった。また、患者ではないのに、親の収容に伴って収容された「未感染児童」（当時そのように呼ばれた）の存在もあげられる。子供たちの療養所内での生活も明らかにしたいと思う。

1－1　研究の方法について

患者・元患者が書き残したもの（文字として残されたものすべて）を資料とし、療養の実態を語った作品を、分類し時系列に整理する。

現在、入園者の平均年齢は75歳となり、なかなか当時の模様を語れる証人は少ない。また記憶が薄れ、今となっては、当時の患者の記録によらなければ復元・検討することが不可能となった事柄も多い。書き残された資料には同時代性がある。そのような意味でも、患者自身が書き残したものの資料性はきわめて高い。これを基本軸にもってきて、入園者の聞き取りと合わせ、上の課題をまとめてみたいと思う。

2　マスコミ（メディア）と文壇の「ハンセン病問題」へのまなざし。

――マスコミ・文壇はハンセン病問題に対して、「不作為」であったのだろうか――

ハンセン病患者にとって、家内からハンセン病患者を出すということは、一家離散にもつながる一大事であった。ハンセン病は、以前から弱い感染症であるということが定説となっている。それがなぜこのように病者を隠し、また発病した患者を自殺まで追い込むほどの「恐ろしい病気」とされたのだろう。

これにはもちろん、「らい予防法」という法律下におかれ、政策として保健所側の過度の消毒や、強制的な隔離を行い、人々に病気に対する恐怖感をあおったということはあるだろう。

しかしそれだけであろうか。

私は出版社に身を置き、今回の『ハンセン病文学全集』の編集を行っている。私自身がマスコミ側の一員として、マスコミ・文壇が「ハンセン病政策」にどのように関与したかを検証してみたいと思う。

しかし、私にとってこの課題はとても広く、大きい。したがって、現時点で私が思う疑問点を挙げ、それを取っ掛かりにし、問題に取り組みたいと思う。

2－1　ジャーナリズムとハンセン病。

2－1－1　ハンセン病問題をどのような視点で報道して行ったか。過去90年間の新聞報道を考える。

2－1－2　新聞記者、雑誌記者のハンセン病問題の報道の視点を考える。

以前に『海人全集』の編集をおこなったことがあり、そのときに、「主婦の友」（1939・8月号）

という雑誌に、海人の妻からの聞き書きである、「明石海人の妻の手記」という記事が掲載されたが、この記事ひとつとっても、ハンセン病を悲惨で、怖いものという感情をあおることによって、記事の効果を上げているように見受ける。

2-2　文壇とハンセン病。

「文壇」とハンセン病問題についてはどうであろうか。川端康成と北条民雄の関係はあまりにも有名だが、このふたりの関係にしても対等な関係であるとは思えない。

また文学者が、描いた文学作品の中に現れた「ハンセン病」を検証し、その作品が患者や読者に与えた影響について考えてみたいと思う。

また敗戦後まもなく、ハンセン病療養所内では文芸活動がさかんとなる。文壇では著名な作家が、これら在園者の作品を読み、高い評価を寄せている。

がしかし、これらの作品は「文壇」では評価されることなく、また存在さえ知られずに現在に至っている。これはなぜなのだろうか。これは今回『ハンセン病文学全集』の編集委員でもある、加賀乙彦氏が不審に思われていることでもある。このことの意味も考えてみたいと思う。

3　おわりに。

私自身、「ハンセン病問題」を考えるときに、ハンセン病患者・元患者と私たちの間には、はっきりとわけ隔てられた2つの世界があることを感じてしまう。これを「分断」といってよいものならば、ハンセン病患者・元患者の世界を（むこう側の世界）、私たちの世界を（こちら側の世界）とする。私たち「こちら側の世界」の人間は「むこう側の世界」に何を強いたのだろう。

昨年、熊本地裁の判決後から「不作為」と言う言葉がよく聞かれるようになったが、これほどわかるようで実態のない言葉はないと私は思っている。

私、「こちら側の人間」には「作為」があったのだという反省と自覚を持つことから、この「ハンセン病問題」に初めて向き合えるのではないだろうか。

ジャーナリズムの発信者の「作為」と受信者側に（読者）との間に形作られてゆくもの（これを「作為」といってよいかは現時点では判断がつかないが）について考え、まとめてみたいと思う。

二〇〇二年三月二十三日（土）　太陽までがさびしく見えました。

愛生園に来る時

（尋五）少女

私はお母様が大好きでしたが、お母様が亡くなられてからは、それまでこはかつたお父様が好きになりました。お父様の仕事の休みの時は家のもの皆そろつて遠足に出かけるのです。

私が病気で学校を休んでゐた或る日の事です。その日は非常に暖で、家に引つこんでゐるのが惜しいやうな日でした。私達は朝早くから、今日こそはお父様のお仕事も休みだし、お天気もいゝから遠足に連れて行つてもらへると思つて、着物を出したり、下駄を出したりして、キヤ〳〵騒いでゐました。朝御飯を終へると、お父様はニコ〳〵しておつしやいました。

「今日はみんな公園へ遊びに行かうな」

私達はお父様につれられて近くへの公園に行きました。そしてお昼になるまで、ブランコに乗つたり、すべり台をすべつたりして楽しく遊びましたが、この時のお父様は始終心配さうな顔をして、私達の遊ぶさまをじつと眺めて居られました。

その頃の事です。何時もお父様は仕事から帰つて来ると、私達の顔を見て、可哀相に〳〵と言つて深い溜息をなされるやうになりました。始めの内は私は何の事か分らなかつたので、お父様の心も知らず、ただ楽しく遊んでゐました。それから二、三日たつてからの事です。お父様は私と妹のM子とを部屋に呼んで「お前達は病気になつたので、しばらくお医者さまの所へ行つていらつしやい。心配する事はない直きなほるからね。なほつたらお父様は直き迎へに行くから」としんみり涙をこぼして言はれました。私は悲しくなつて、今にも涙がこぼれて泣けさうでした。それでも涙声で「何処のお医者さまへ行くの」ときいても話してくれませんでした。ただ悲しさうな声で「こんな時お母様が生きてゐたらなあ」と言つて大きな溜息をなさいました。

それから二、三日して、私と妹のM子は父や親類の人達に送られて駅に来ました。父は仕事が忙しかつたので駅まで家に帰ることになりました。そして父は私達に「忙しいので行けないからかんにんしてくれよ」と涙を流してあやまるのでした。そして私に向つて「M子の事も頼むぞ、M子はまだ小さいからよくめんだうを見てやつてな。仲よくするんだよ」と言ひました。その頃妹のM子はまゆげがなかつたので、病気が重いと思つたのでせう。私は足と口が悪かつたがまゆげがあつたので、そんなにわるいとは父は思つてゐなかつたのでせう。しばらくすると「こつ〳〵」と後の方ですんだ靴音がしたかと思ふと、警察の人がいらつしやつた。その人は警察の服は着てをられなかつたが私は一目で分つた。それは前から父が「父ちやんのかはりに親切な警察の人がお前達を向かふの病院まで連れて行つて下さるんだから、そのおぢさんの言ふことをよくきくんだよ」と教へられてゐたからです。

警察の人は黒い背広服を着てをられた。その小父さんは私達二人を指さして「この子二人かね」と父にきいて、M子の顔をぢつと眺めてをられました。父は「はいさうです。可哀相ですが何ともしようがありません」と言つて「どうか宜しくお願ひします」とペコ〳〵おじぎをしてゐました。お父さんがこんなにされるのも私達の病気のためだと思ふと、父が気の毒になつて来ました。

私達は夜の十一時五十五分の汽車に乗るのでした。まだ少し時間があるので、皆で暗い人の通らない所を散歩しました。駅は電灯がいくつもついてゐて真昼のやうな明るさでした。それに人々は誰もをりません。時々ごおごおといふ電車の音、汽笛の音などがはつきりときこえて来る。駅の前は黒い小型の自動車がひつきりなしに通つてゐる。そこを歩く人は少しでも動くとひかれさうです。時計を見るともう四十分です。急いで荷物を持ち、改札口を出た。荷物と言つても父が「半年か一年くらゐたつたら帰れるだらう」と言ふので、浴衣を五六枚持つて行くだけにしました。足らなかつたら後から又送つてやると父も言ひましたから。いくつもの階段をのぼり橋を渡つて汽車に乗りました。父も入場券を買つて中に入り、荷物などを汽車の中へほりこんでくれました。その中にはお弁当もちやんと二人分買つてありました。其の外キヤラメルや果物なども沢山買つて来てくれました。発車時刻になると父は「なほつたら一日も早く電報を打つてな。父ちやんはすぐとんで迎ひに行くから」と私達をなぐさめてくれました。又M子の頭をなぜながら「M子、姉さんの言ふ事をよくきいてな、仲よくするんだよ、なほつたら父ちやん迎へに行くからな」としんみり言はれました。M子は今にも泣き出しさうな顔をして「うん」とうなづいてゐました。こんなにお父さんは私達の事を心配してゐて下さるかと思ふと、私は自分が病気になつた事をすまなく思ひました。

やがて汽車は汽笛と共に動き出しました。その汽車の音も、私達には悲しくひゞきわたりました。車内は私達三人です。電灯はにぶい光で車内を照らしてゐて、床はきれいに掃かれ涼しさうに水がまかれてあつた。しばらくすると警察の人は私達のそばへよつて来て「もう心配しないでいゝよ。小父さんがついてゐるからな」と泣いてゐる私達をやさしくなだめて下さいました。

夜はだん〳〵更けて行きます。警察の人はずつと後の方で地図を見てゐます。外は真暗で遠い所にちら〳〵と灯が見えるだけです。車内はしんとしてゐて「ごをを〳〵」とはげしい汽車の走る音がおそろしく響きわたる。今何処を通つてゐるのか分りません。妹はつかれたのでせう、汽車の中とも知らず家に帰つたやうに「すう〳〵」と軽いいびきをたて、ねむつてゐます。きつと妹は何も分らないんでせう。私は父の事、家にゐる妹の事が思ひ出されて、中々ねむられませんでした。時々警察の人が心配さうにやつて来て「早くねなさいよ、もうおそいから」と言つて下さいますが、あの晩の事を思ふと独りでに泣けて来ます。

それはまだ家にゐた時の事です。ある晩の十二時頃私はふと目をさますと、隣の室でお父さん達のひそ〳〵話のこゑをききました。何の気なしにきいてゐると「SとM子は何であんな病気になつたんだらうな。可哀相になあ。あの病気はよくなることはよくなるが、なか〳〵なほらないさうだよ」と父の悲しさうな声。私はびつくりしてしまひました。岡山のお医者へ行けばすぐなほると信じてゐたのにと思ふと、かなしくなつて、ふとんにもぐりこみ一晩中泣きあかしました。その事をきいた私はお父様のもとをはなれて遠いお医者さまの所へ行く事がいやになつて来ました。けれども何も知らない父は「Sぢきなほるよ。沢山なほつて帰つて来た人があるからな」とおつしやるので、私は何時かなほるだらうと思ひかへして此の汽車に乗つたのです。何も知らない警察の人は「もうおそいからねなさいよ」と、後の方から親切に言つて下さつた。私はあまり心配をかけるのも悪いと思つて「はい」と言つて、目をつむりましたが中々眠られませんでした。二、三時間ばかりうと〳〵したかと思ふと、つい目が覚めてしまひます。妹はまだ気持よく眠つてゐます。そつと窓をあけて外を見た。まだ暗く汽車が何処を通つてゐるか分らない。涼しい風がたえまなく車内に流れこんで来る。私は目がさえてもうねむれませんでした。私はこれから私達が行く病院の事を色々と想像してゐました。

やがてだん〳〵外は明るくなつて、景色がぼんやり見え出しました。今汽車の通つてゐる所は田舎であるらしく水をたゝへた苗代が色んな形をして広がつてゐます。そろ〳〵東の空に太陽が昇り始め、田圃の所々に点々とわらぶきの家が見え出しました。朝御飯をたいてゐるのか白い煙がゆら〳〵と立ちのぼつてゐる家もある。そんな家も、田圃も、電柱も、どん〳〵後へとんで行く。太陽はもうすつかり上つてゐてきら〳〵と輝いてゐる。この太陽を父や妹は私達の事を心配しながら眺め、他の人はうれしく楽しい気持で眺め、私達は父様や妹をこひしがりながら眺めてゐる。一つの太陽でも色々な気持をもつて人々は見てゐる。私達は太陽までが淋しく見えました。それから幾つもの駅に着いたが中々おりられず、正午頃岡山の駅に着いたのでした。そして迎へに来て下さつた大きい自動車に乗つて、長い田舎道をがた〳〵とゆられながら虫明に着きました。こんな所に病院があるんだらうかと不思議に思つてゐると、又小さな舟に乗せられ、此の愛生園に来たのです。警察の人も愛生園まで私達を送つて来て下さいました。収容所にゐる時は妹と二人泣いてばかりゐましたが、少女舎に来てからは、沢山のお友達も出来、ぢき慣れてしまひました。今は園先生の下にやさしいお保姆さんや先生方に守られて平和に楽しく暮してゐます。

『望ヶ丘の子供たち』（一九四一・八・一）より

十八日から二十一日まで、駆け足で岡山の長島にある、愛生園と光明園に行って来た。長島は岡山駅から約三十五キロあり、瀬戸内海にある島のひとつだ。この長島には、愛生園と光明園しかない。この孤島、長島愛生園は国立第一号のハンセン病療養所だ。あの有名な光田健輔の本拠地。また天才歌人の明石海人を出した島でもある。

そこで上の綴り方を書いたSさんに偶然、出会った。

Sさんは、現在七十代後半の老婦人で、目がご不自由だ。Sさんは、十七歳で園内の患者さんと結婚をし、数年前にご主人をなくされ現在は不自由者棟で生活をされている。

「私は昭和十三年に入所して、少女舎に妹と入りました。当時は来客があると夏でも冬でも団服（ボーイスカウト、ガールスカウトのセーラー服）に着替えさせられ、団旗を持って客を迎えさせられました。」

うーん。私の脳裏に「愛生」誌に載っていた口絵の写真が浮かぶ。

「子供たちにも、作業があり洗濯や、包帯まきをしました。」

『望ヶ丘の子供たち』で読んだ少女の綴り方を思い出す。この「編集日誌」（九月十八日）に「洗濯作業」にもこの方の綴り方を紹介している。

「もしかして、○○さんではありませんか。私そういう作品を読んだことがあるのですが。」と私。

Sさんにフルネームで問いかけると、そうだと言う返事だった。お互いにびっくりしあった。

私は言葉が続かなかった。以前子供の頃に入所した患者さんは、早くに亡くなる事があって、なかなかあえないということを聞いていたからだった。この方の苦労を思った。そしてこれを書かれた方に会えたということも。

私に「牡蠣フライ」と「サツマイモ」のてんぷらを勧めてくださる。ご本人は「私は戦時中と戦後まもなく一生分の芋は食べたから、もういいのですよ。」

Sさんは、入所したときに一度家族と縁を切ったそうだ。

今「ハンセン病問題」は昨年の熊本地裁の判決後、和解協議の中で、原告だけでなく、在園者に（在園者以外の元患者にも）「補償金」を支払うことになった。がしかし……。Sさんは語る。

「テレビや新聞で、補償金が支払われるということが報道されましたでしょう。私のところにも補償金のことで親族から連絡が入りました。補償金を欲しさに。何十年も連絡がなかったのにね。私は追い返しました。それで『縁を切ってやる』って。私は二度故郷から捨てられたことになりますね。補償金なんていらない。今そういう気持ちです。」と。

私はお話を伺っているうちに、涙が止まらなかった。

この人は何十年経っても、「ハンセン病」のことで苦しめられている。病気になったのは、本人の責任ではないのに。六十数年経っても、つらい思いをしている。「太陽までがさびしく見えた」状況は何も変わっていない。

「あなたに会えたことは、よかった。ここを第二の家だと思って、ぜひ近くまで来たときには心置きなくよってください。」とSさんは言われた。

伺うことは、なんでもない。

けれど、国賠訴訟がもたらしたもの、そしてSさんの年齢、そしてご不自由なこと、これらをたった一人でSさんはこのあとも受け止め、そして生きてゆかなければならない。

気持ちがざわざわせず、在園者の人たちは生きてゆけないのだろうか。

それさえも得られないのだろうか。一人の人間が背負い込むのにはこれらのことは重すぎるよ。

二〇〇二年三月二十五日（月）　初音。

『ハンセン病文学全集』を私自身が、何に代えても作り上げたいと思った著者の一人に、香山末子という詩人がいる。

在日韓国人で、出産の後、ハンセン病に発病した。敗戦後まもなく草津の楽泉園に入園する。香山さんは、小さな子供を残し後ろ髪を引かれる思いで、入所した。

ため息

大きなため息
大粒の涙
その中で私は腐って
大きいため息は親ゆずり
癩病がほんとに邪魔になって
あとは何もない胸の中
今はため息も大粒の涙もどこにもない
子供には爆弾で死んだことになっている私
八月十五日がくると
年一つ年一つ三十六年を数えている

長崎の原子爆弾で死んだ人拝んでいる
坊さんの声も賑やか
鐘の音もがーんがーんと
永く響いてテレビの箱に
燃えたまった線香の煙がいっぱい
初子の年を数えている胸がいっぱい
今年三十九歳、三つで別れて
三十六年を迎えた
八月十五日になると
その娘に気持ちが追いつめられる
死んだわたし

『鶯の啼く地獄谷』(香山末子著　一九九一・七・七　皓星社)

香山さんは盲人だ。いつまでも三歳で別れたおかっぱ頭の娘の面影だけがある。

背中の子供の温もりが
心に響いてきます

私の生命です

香山さんは自身の生命と引き換えにしても、こどもたちを守りたかった。
何から守りたかったんだ。ねえ香山さん。
それから五十数年ぶりに、おいてきた娘に出会う。それもハンセン病療養所で。
〔二〇〇一年七月十日（火）に引用した「母のこと」を引く〕

香山さんは、会いたくても会えない幼い娘を愛し続けた。
療養所で出会ってしまったことで、「胸が張り裂ける」思いの香山さん。
そして、娘さんは今「胸に大きなかたまり」を感じそれを抱え生きている。

蝶々

動けないわたし
死んだらせめて
二つの羽でフワフワー
飛んでとんで
子供から

また子供へと
おかっぱの頭の
あんちゃんの坊主頭と
撫ぜて飛び廻りたい
蝶々になって

『青いめがね』（香山末子著　一九九五・五・五皓星社）

香山さん切ないよ。
三月二十日、光明園に向かう。香山さんの娘さんに会うために。娘さんは香山さんの詩集を作りたいとおっしゃる。

迷子

今日は迷わずに行かなくては
しっかり頭の中に詩話会の道順のみこんで
出かけたのに　いつのまにか
集会所を通りこして
地獄谷ちかくに来たらしい

汗がどんどん流れる
迷った道は足が早い
これ以上行ってはだめと
言いきかせながら
鶯の声にひきずられている
ほんとうに地獄谷かなあ

怖い谷がいっぺんに
鶯の谷にかわり
わたしは啼声のうえに立っている
『鶯の啼く地獄谷』（香山末子・一九九一・七・七皓星社）

（註）栗生楽泉園にある「地獄谷」は昔、園内の患者の残骨をこの谷の下に投げ捨てた。

私と娘さんが、光明園の海の中に浮かんでいるような島の中を、新しい図書館に向かった。道すがら、初音を聞いた。暖かい日差しの中で、まだまだたどたどしい鶯の声。

私達はお互いに顔を見合い、鶯の鳴き声に聞きいった。

二〇〇二年三月二十六日（火）　『ハンセン病文学全集』編集室第二号。

『ハンセン病文学全集』編集室ホームペイジに第二号〔「みみずく通信」のことか〕をアップいたしました。思い起こせば、一月に一回くらいの間隔でアップしてゆく（リニューアル）してゆくつもりでおりました。それがままならず、お詫びいたします。まあ。見てください。

二〇〇二年三月二十八日（木）　消えた足あと。

今日は「ハンセン病叢書」にはいる、『香山末子詩集』を終日編集する。香山さんには三冊の詩集がある。

『草津アリラン』（一九八三年　梨花書房）。

『鶯の啼く地獄谷』（一九九一年　皓星社）。

『青いめがね』（一九九五年　皓星社）。

それらに収録された作品を今回『香山末子詩集』として再編集するのだ。娘さんが上の単行本から一〇〇編作品を選んだ。それらを丹念に読み込んでいくと、九つのテーマを感じた。（能登流ですが）

一、「望郷」　ふるさと韓国への思い。

二、「家族」

三、「病む」
四、「日常」園内での生活風景。
五、「自然」香山末子の自然観。
六、「詩を書くということ」
七、「昇華」
八、「村松武司のこと」
九、「子どもへの思い」

これらにそって、作品をまとめ章立て（タイトル）をしてみた。

一、望郷

油のように

私の国　韓国にはいい想い出がいっぱい
私の育った田舎の風景が広がっている
好きで　好きで
愛して愛しつづけても
想い出の国　韓国

一瞬　忘れて
日本人と一緒になって
笑って怒ってすましていて
ときどき韓国人に戻る
水の上の油のように
丸く固くなっている

二、消えた足あと

消えた足あと

一家四人で砂浜いっぱいつけた足あと
あくる朝
強い波と潮風でみんな消えていた

海猫が啼いている
無くなった足あと
想い出の

豊橋の潮浜

三、わたしの目と指

年賀状

金子さんの年賀状
読んでもらった
目も指も神様が預っている
なおがんばれと
その言葉に感激と勇気を受け
膝も肩も病めて病めて
辛い気持が
ああ　いっとき軽くなったなあ

四、硝子戸と冬

エレベーター

生まれてはじめてエレベータに乗った
あっという間に二階についた

一生乗れないと思っていた

みんなにつれられて前橋の
デパートのエレベーターに乗った
恐いような
眼がさめるような便利な乗りもの
変な気持だった

やれやれ
また乗りたくなってくる

五、ふきのとうと梅の花

花

長い廊下を伝わって
部屋に帰ると一番先に
唇を出し　生けた花びらをなめてみる
見えないけれど

今日は私の坐る方に向けて生けてある
うれしさがこみあげてくる
外から帰って部屋に入ると
自分が飲んでいる　薬の匂いで一杯
だから花が好き
花の香が私を慰めてくれる

六、手さぐり（詩を書くということ）

私の心

四十九歳の時
訳もわからず書き始めて
二十年が過ぎた

夢見るほど気になっても
いい詩は書けない
今年こそ
来年こそはと思って月日が流れる

ほっと気持ちの休まる
詩を書いてみたいと願っている

七、風と柳の木

昔も今も

ライ菌がいなくなって
完治するよい世の中がめぐってきました
そしてもう何十年と歳月が過ぎました

でも故郷へは帰らずにいます
私の家族はまだ来てくれません
ライ病になったそのままの
気持がいまもって消えません
心が動けません

はずみません

でも生きています

八、先生の声が

上州の風

夏になると
先生は毎年のように訪問して下さる
先生のお話のあと
お茶やお酒を飲む時が楽しくて最高

私はお酒が飲めない体になった
先生は亡くなってしまった
もう楽しかった
あの時間は戻らない
上州の風が吹きまくる

九、夢の中の子ども

何か

国も　家も
大切な人も　子供たちも
みんな捨ててきた
でも背中に追ってくる　子供の声
何か？　何かわからん
たとえ　病気のせいにしろ
再びもどることはない
こころが
崩れかかってはまた
背中に重い

香山さんの詩には、「病」の辛さの作品は少ない。
が、むしろおいてきた子どもへの思いの作品は強く、訴えられるものが多いように思う。

二〇〇二年三月三十一日（日）　ひとりの入所者。

「ハンセン病問題」は、昨年の五月に熊本地裁での勝訴後、和解協議が進み、今年になってから和解調印を結んだ。国賠訴訟としては異例の早期解決といえるだろう。こうしたことは、他の国賠訴訟をしている原告も励ましただろうし、たくさんの人々（私達にも）のためにも意味があったことだ。

私達は「ハンセン病もと患者の人々」にこうした裁判で闘ってもらった結果で、私たちが恩恵を受けていることは多々あるように思う。血や汗を流したのは、元患者たち（原告）だったということを充分承知した上で、ひとつどうしても私自身が気になることがある。

それは三月二十三日にも「ハンセン病〔文学全集〕編集室日誌」「皓星社掲示板」にも書いたことだが三月十八日〜二十一日まで長島愛生園と光明園を尋ねたときのことだ。少女のとき入所したSさんは、入所したときに家族と一度縁を切った（切られた）。そして今回のこと。

Sさんはこう語る。

「テレビや新聞で、補償金が支払われるということが報道されましたでしょう。私のところにも補償金のことで親族から連絡が入りました。補償金を欲しさに。何十年も連絡がなかったのにね。私は追い返しました。それで『縁を切ってやる』って。私は二度故郷から捨てられたことになりますね。補償金なんていらない。今そういう気持ちです。」と。

在園者の方々は、「強制収容」で入所している。無理やりの入所ということでなくても、警察官や、保健所が家にやってくる。ちょっと考えてみれば自宅に警察官が頻繁に来るということは、人目を引くだろう。こうしたことが病による「不安」「悲しみ」がある患者や患者家族を追い詰める構造は目に見えるようだ。また保健所から、物々しい消毒作業に来るのだから、家になどにいられないだろう。現に山梨で保健所の消毒の通知をもらってその前日に一家心中をした例もあるくらいなのだから。

入所者は入所したときに一度、選択肢のない運命を引き受けざるを得なかった。そして、こうした補償金問題により、また選択肢のない運命を科せられている。いろんな人がいるのだ。補償金が支給されることにより、社会復帰に胸を膨らませる人もいるだろう。また補償金を遺族に残す人もいるだろう。でもSさんのように、二度家族から縁を切られる人もいるのだ。

私はSさんのことを考えると、自ら選んだことでないことで、人生が変わってゆく「苦しさ」を感じる。一度目は少女のときに入所したとき。そして今回のこと。相変わらず、「血と汗」を流しているのは当事者だけだ。

在園者の人々は高齢だ。Sさんだって今年七十七歳になるそうだ。このあとの人生は、気持ちが騒がず心静に生きる生き方だってあるはずだろう。こうした一人の在園者が苦しんだり、悩んだりすることがあっていいのだろうか。

ハンセン病にかかったことには、本人には責任がない。だがこうした責任もないことで、大きな流れに押し流される。

二〇〇二年四月一日（月）　八ヶ月の間に。

「みみずく通信」は全国の療養所の作家たちに、送付している。約三〇〇名の方たちだ。前回「みみずく通信」を送ったのは八月くらいだったから、約八ヶ月ぶりに入園者のかたがたにお送りしたことになる。三通帰ってきた。理由は「死亡」のため。改めて療養所の高齢化を思う。

二〇〇二年四月五日（金）　ひっぱってもらっていること。

種子　　　　志樹逸馬

ひとにぎりの土さえあれば
生命は何処からでも芽を吹いた

かなしみの病床でも
よろこびの花畑でも
こぼれ落ちたところがふるさと

種子は
天地の約束されたことばの中に
ただ　みのる

汗や疲れをなつかしがらせるものよ
夢
黒土の汚れ
生きてさえおれば
花ひらく憧れをこそ持って来る

〔二〇〇二年三月二十五日（月）に引用した「迷子」を引く〕

楽泉園にある「地獄谷」は園内の患者の残骨を投げ捨てたところだ。末子はこの「呪詛の谷」を一変させ、鶯の声の響く谷に変えてしまう。

この作品を書いた作者はもういない。そして作品の中で死者たちは語る。

鶴見氏は作品や入園者についてこう言う。

「この分断された位置は（ハンセン病療養所）、転向の問題とも重なる部分があり、私たち日本国民が人間になる道までも示してくれているともいえます。日本国民が人間となる道は遠いのです。また、人間になるという問題の解き方を考えていくということが大事です。ひとつは問題に背を向けないこと。もうひとつは私はこれらの友人達（作品）に教えられ、ひっぱっていただいているのです。」と。

『ハンセン病文学全集』に収録される作品の著者はご存命の方々は決して多くない。著者の中には「紙」に記された作品（言葉）だけが、著者を示している場合もある。

「名前」さえ父や母がつけた名と違うはずだ。「私は本当に存在していたのだろうか」？

残された作品は「墓標」になってゆく。


二〇〇二年四月八日（月）　私の仕事のこと。

今から十数年前に、『海人全集』の編集作業のため、長島愛生園に長期滞在したことがある。そのときにお世話になった方に「愛生」編集部の双見美智子さんがいる。

双見さんは「私はどんなところでもえんどう豆のように、落ちたところで芽を出しツルを這わせて、そして実を結びたい」と言っておられた。そして、自費で資料を集めだし、それが高じて図書館まで作ってしまった人。それが多磨全生園の山下道輔さんだ。山下さんは、無期限で来館者に資料を貸し出し、また来館者の相談に乗り、必要な資料を見つけ出してくれる。

何回か末子の詩を紹介しているが、草津の香山末子は、「呪詛の谷」（地獄谷）を鶯の囀る谷に変えられる詩人だ。そして二月二十六日になくなられた小説家の冬敏之さん。

〔二〇〇二年三月四日（月）の「冬さんへ」を引いている。但し「そして人を超越した存在に冴さんはなっちゃった。」が「そして冴さんは、人をも超越した存在になる。」と改稿されている〕

私は現在『ハンセン病文学全集』（全二十巻）を「ハンセン病文学全集編集室」というところで編集作業を担当している。（編集室といっても私一人ではあるけれど）そしてこれは今年の八月末から定期配本してゆく予定である。

この仕事は、患者、元患者の書き残したものを「広義の意味での文学」ととらえまとめてゆく編集方針で進行している。この仕事は、私の持っているすべての、能力や「力」を注ぎ込んでもまだまだだ。やればやるほどに、この仕事の奥深さに圧倒される。

そういうときに、鶴見氏の「言葉」を思い出す。鶴見さんの、これらの作品や患者さんたちを「私たち日本国民が人間になる道までも示してくれているともいえます。日本国民が人間となる道は遠いのです。」という。

私にはこういうところまでは、まだまだたどり着けないけれど、（このように語れる鶴見氏はやはりすごいと思う）「私はこれらの友人達（作品）に教えられ、ひっぱっていただいているのです。」ということは、毎日のように感じている。

わたしの場合は、「ひっぱってもらっている」というより「ひきあげてもらっている」。そして北風さん（藤巻）には、後ろから押し上げてもらっている。そうなんだ。私の場合は「ひきあげてもらって」「押し上げてもらい」ようやくこの仕事についている。

それから、私にはもうひとつ昨年の秋から、行っている仕事がある。
昨年の五月十一日に、「ハンセン病違憲国賠訴訟」問題が熊本地裁にて勝訴した。それを受けて、全国で国賠訴訟も（東京地裁・岡山地裁）も国と和解協議に入った。そして国との和解合意書で次の四点が交わされた。①「謝罪・名誉回復」、②「在園保障」、③「社会復帰・社会生活支援」、④「真相究明」だ。これにしたがって、「ハンセン病問題」を歴史的に検証し、今後2度とこうした過ちを起こさないために、「真相究明」してゆくという機関ができた。この管轄は厚生労働省となる。
私はその「研究班」（十六名）を、原告の推薦で引き受けることになった。今年の仕事は、今年度中（三月いっぱい）までに、来年度の「真相究明研究班」が、検討する課題の（テーマ）をまとめることだ。その課題は下記のよう。

「H13年度　ハンセン病施策の検証と将来に向けた対策の構築に関する研究」

検討課題一覧

1　江戸時代の「癩」病観とその形成過程
2　近代のハンセン病患者への差別観
3　隔離収容政策の開始と療養所の実態
4　ハンセン病政策における性と生殖の管理
5　ハンセン病政策と優生政策の結合

6　隔離の強化拡大とそのなかの被害
7　無癩県運動の推進
8　「特別病室」および「癩刑務所」設置の目的とその実態
9　療養所外のハンセン病医療の実態
10　アジア・太平洋地域のハンセン病患者の処遇
11　ＧＨＱのハンセン病認識
12　「らい予防法」の「改正」による隔離強化の理由
13　藤本事件の真相
14　藤楓協会の役割
15　沖縄県のハンセン病問題
16　マスメディアと文壇のハンセン病観
17　関係学界の役割と責任
18　情報を得る権利、知る権利の保障
19　ハンセン病患者隔離に関する立法・法律、政策・行政の点検・評価システム
20　ハンセン病療養所の医療水準
21　ハンセン病隔離収容政策の疫学的国際比較
22　１９９６年の「らい予防法」廃止までの過程

23　熊本地裁判決および「ハンセン病国賠訴訟」における論点
24　ハンセン病政策に関する資料等の保存
25　再発防止システムの提起

研究課題報告書は七十頁にも亘る大部なもので、これらはマスコミにも発表するということらしい。私はこうした研究は「公開」してゆくことがとても大切だと思うので、それこそ（班員の方たちに提案したが）ネットでの公開も考えるべきだと思っている。

この課題をまとめるにあたって、十六名のメンバーが、いくつかのカテゴリー（専門分野）に分かれそれぞれの専門分野から、課題の提出をした。専門分野のリーダをきめ、それらのリーダが班員からあがってきた「研究課題」レポートをまとめこのような形にまとめ上げたわけだ。確かに短い時間の中で、これらの報告書をまとめたのだから、リーダや事務方の人たちの努力は大変なものだったろう。だが……。

今週末、報告書を読んだ。一読した感想は「ハンセン病患者、元患者はまな板の上の鯉」だと思った。これまでの長い九十年という歴史のなかで、苦しんできた入園者の人たちが、立ち上がり、最後の力を振り絞り（高齢化）裁判をおこした。

原告の一人で、久しぶりに親族から連絡をもらったという人がいた。もらった電話は、近頃テレビ新聞に出すぎていてその原告の顔を見るたびに、ひやひやしているという内容だったということだ。

いつまでもいつまでも「しんどい」思いをしているのは、苦しんできた患者元患者たちばかりだ。私達は「何」をしてきたのだろうか。むろん私も。

入園者の方々は、研究材料ではない。

もっともっと、原告や原告以外の人たちのことにも耳を傾け、同時に最大限これらの人々にこれ以上の負担をかけぬように配慮もするべきだ。私は本当に「非力」だと思う。こうした研究班の会議で、私はずっと言い続けて来たことは、「患者元患者のほうへ顔を向けた研究の仕方」だった。

本当に私は「非力」だ。

今私が思うこと。鶴見氏が言っていた。「ひとつは問題に背を向けないこと。」しかない。

二〇〇二年四月十四日（日）　報告書。

おととい、研究班の報告書が届いた。

あ！　その前に、十日の日から、当社のサーバーがダウンした。復旧のためにいろいろな方たちが、努力してくださっているが、（私はこういうことはぜんぜんわからない。）相変わらず不安定なまま週末に突入です。社内の友人から「つながっているよ」とメールをもらい、急いで日誌を書いています。

研究報告書はタイトルは、「ハンセン病施策の検証と将来に向けた対策の構築に関する研究」と、立派な表紙のついたものです。ああ。これで十三年度の仕事は終わったのだなと思う。

巻末に、「隔離政策の真相究明と再発防止を目的とした年表」が資料として載っている。これは研究班の事務局として関わってくださった、大賀氏の仕事です。Ａ３判の大きさで、十頁もあるものです。七二三年から二〇〇一年までを「社会一般」「疫学」「法律・政策」「医学・医療」「文化」「沖縄・宮古関連」「近隣アジア諸国」「世界の動向」などの広い視野の中での「ハンセン病問題」を見つめなおしています。これは大変な仕事だったと思います。そうしてこういう年表を改めて見直すと、社会の動きと密接な関係があったことがわかります。例えば、一九三一（昭和六）年に「満州事変」が起こります。その年に「癩予防法」が制定されます。そしてそれより少しさかのぼり、十五年戦争の影が見え始めてきた、一九二五（大正十四）年には「内務省のらい一斉調査」も行われています。

ある「時代」の中で、ひとつの感染症「ハンセン病」が時代にいやおうなく引きずりこまれていった経緯が見えてきます。大賀さんお疲れ様でした。

二〇〇二年四月二十日（土）　全集について。

『ハンセン病文学全集』の刊行予定が決まったのでお知らせします。

ただいまパンフレット（簡易パンフレット）を作成中です。この全集の推薦人は、今のところ、谷川俊太郎さん、瀬戸内寂聴さん、篠弘さんです。装丁は安野光雅さんです。

配本予定
一巻「小説」①　二〇〇二年八月末　刊行予定。
二巻「小説」②　九月末　刊行予定。
三巻「小説」③　十月末　刊行予定。
四巻「記録・随筆」　十一月末　刊行予定。
五巻「評論・評伝」　二〇〇三年一月末　刊行予定。
十巻「児童作品」　二月末　刊行予定。
六巻「詩」①　三月末　刊行予定。
七巻「詩」②　四月末　刊行予定。
八巻「短歌」　五月末　刊行予定。
九巻「俳句・川柳」　六月末　刊行予定。

二〇〇二年四月二十三日（火）　安野光雅さんに会う。

昨日、安野光雅さんにお会いした。『ハンセン病文学全集』の装丁のお願いをするためだ。安野さんは美術館も出来て、ひどくお忙しいらしい。今はあまり装丁のお仕事もなさっておられないようで、はじめての出版社からの依頼はすべて断っておられるとおっしゃっていた。『海のタリョン』（村松武司遺稿集）以来だったので、八年ぶりにお会いしたことになる。

一時間以上ハンセン病に関する話をした。

先生はふと時間を見て次の約束の時間を思い出し、大慌てで連絡を取りに行かれた。そして戻ってらして、仕事の話は七分くらい。いそいで次の待ち合わせ場所に向かわれた。

この頃の私は、香山末子さんの詩集の話を会うひと会う人にしている。先生も香山さんの作品、人となりにひどく興味を持たれたようだ。

二〇〇二年六月三日（月） テキストクリティーク1

編集者としては『ハンセン病文学全集』は若い人に読んでもらいたいという思いがある。

日本では現在、子どもの読み物は専門の作家（児童文学者）によって書かれ、児童図書出版社によって出版されている。公共図書館に行っても、子どもの本のコーナーと大人の本のコーナーにははっきりとした境界がある。

私は、中学生になったばかり頃、意を決して大人の本のコーナーに行った。

誰かにあなたの読む本は一階、子どもの本のコーナーでしょうといわれる気がしてドキドキしたのを覚えている。その年は乗り物の切符を大人料金で買うことになったりして、恥ずかしいような誇らしいような、でも大人世界に拒否されるような不安があった。

書棚は背が高く、チビの私には手が届かない。大人の本のコーナーはとても大人の世界で、書棚をまわっては見たものの逃げるように児童室へ帰ってきた。そんなことを何回か繰り返してようやく大人の本のコーナーで初めて本を借りられた記憶がある。

井家上隆幸さんは、若い人に読書を勧めるときに、読めない漢字や熟語が出てきたときには気にせず先に読み進めることをいうそうだ。

そう言われてみると、漢字というのは不思議なもので、音読できなくても前後の文章から意味が読み取れることがある。そうやって漢字のもつ意味を自然と理解してしまうことはあるだろう。


日誌の書き込みがしばらく出来なかった。

ひとつは私自身、日誌を書き込む余裕がなかった。（心身両面で）以前書いた「私の事について」〔二〇〇二年四月八日の日誌のこと〕があったが、研究班関係のことで少しくたびれてしまった。ここ一月くらいは「がんばれ、がんばれ」とぶつぶつ独り言を言って自分で自分に言い聞かせていた。

もうひとつは、この日誌のシステムエラーのせいだ。

いずれにしても理由の二つは乗り越えて、復活です。


二〇〇二年六月五日（水）　安野光雅さんと村松武司さん。

昨日安野先生にお会いしてきた。

先生は、五月の中旬から末までイギリスに行ってらした。戻ってらして最初の仕事日六月三日午前中に連絡をいただいた。「少しスケッチをしてきたから。」とのこと。先生は旅先でも（イギリス）全集の装丁のことを考えてくれていたらしい。五月の中旬（お出かけになる前）に、ラフのカンプだしまですんでいたわけだから、先生の仕事は一通り終っていたわけだから、ありがたいことだと思う。

昼頃伺い、食事もかねて二時間半くらい先生とお話をした。

ゴッホの話、なぜ絵を書くかという話、サトウハチローの話、「走れメロス」の挿画の話、教科書の話、「ごん狐」の話、浜田広助、そして村松武司の話。

ある日村松さんから、安野さん宛に電話があったそうだ。

電話口で、「あかりをつけましょう　ぼんぼりに」と村松さんが歌いだし、（どうやら安野先生も一緒に歌ったらしい。）安野先生に村松さんは「この歌を歌いながら橋を渡ると涙が出そうになるよ。」といったそうだ。安野先生は「多分村松さんが渡った橋は、欄干の無い小さな橋を歌いながら渡ったのだろうな。」とおっしゃった。


二〇〇二年七月二十四日（水）　大野林火の読み解き。

喉管を白き狐が夜々覆ふ　浅香甲陽

初めてこの句を見たときにしんとしたものを感じたが、大野林火がこの句に対して、次のように評していた。

病者の三大受難と云はれるものは発病の宣告と失明と気管切開である。最後の気管切開は病菌に冒され呼吸困難になるために行ふ手術で、喉頭の下の気管を切開して金属性の呼吸管をはめ、辛うじて呼吸を続けるのである。

咽喉切り三年の語があるとほり末期症状である。その喉管を蔽ふ白布を顎から吊るす。「白き狐」はそれからくる死の幻想か。怖ろしい自己凝視である。

句集　むくろじ

能登は、二〇〇三年の九月二九日うつ病と診断されてから「むくろじ」と名づけたインターネットの掲示板を開設し俳句を書き続けた。その句は千句以上になるが折に触れて改作し、自選句としてまとめていた。うつ病の苦しさを詠んだ胸のつまる句が多い。他にいいものもあると思うが、編集子は俳句の門外漢なので自選句をそのままに、無季も多いので季節にこだわらず、内容の理解のために若干の排列を変えて掲出する。能登も俳句を学んだわけでなく、ただ心のうちをそのままにつづったものである。掲示板上では、ハンドルネーム「梵《ボン》」「茫々《ぼうぼう》」「とんび」などの友が批評し励ました。（北風）

自選句

二〇〇三年〜二〇〇四年

初めて作った句

ざぶざぶと心のうちで髪洗う

九月二九日　診断

清やかな残月や吾医師のもとへ

無患子やいのち絶つなと秋の声

入院

しんしんとナースの足音響きおり

月の道はぜり跳ねかえり赤い毬

医師と向かいうなずくばかりの菫母

一時間以上前から別の階から叫び声悲鳴が続く

寒冷や谺となりて魂が

山の如く氷満たし菫ほころぶ

母が来て子の髪洗う冬の日に

残るもの菫一輪美しく

しゃくりあげお水くださいからっぽに

寂しいとスリッパ鳴らす冬廊下

ころしてよとさけぶ女の木の葉髪

しずもれやねんねんころり冬日差し

年の夜手暗がりやくれゆきて

陽だまりから陽だまりへと冬の蝶

路地の裏金柑みつけし冬の午後

真夜の内泣き声波うちねんねこや

今はただ冬の月星夢で見る

ハクモクレン陽をうけきららと春を待つ

子をおいて冷たき病観音さま

外出　新宿御苑

北風や陽に光るるやハナモクレン

もういやだここはいやだと冬の電話

お母さん叫ぶ女よ冬ざれて

ねんねこに病を背負いてあやしゆく

屍だき写真を胸に山眠る

歌舞伎町人それぞれや暮れの秋

一つ家や染渡りゆく夕紅葉

ゆっくりと色無き風を抜け歩く

窓開けて朝流れ込む十一月

老い桜滴る葉音や初時雨

老桜《おいざくら》紅葉の間より洗い空

体育の日薬を握り眠りいる

誘われてみかんをひとついただく

秋桜が揺らめくごとに風が澄み

心《うら》寒き夜の長さを思い知り

寝てはさめ一雨ごとに冬感じ

吹き上げ舞い散る風花芒

枯れたなら木枯らしとなり雪花《せっか》となれ

屍のほむら葬り冬時雨

霧氷の白き重さを背負うかな

かじけ鳥羽撃きの間に冬の香

紫の青さ深めつ寒の水

くらやみは壊れそうだよ冷たくて

冬の夜ごめんなさいせいいっぱいです

白薬喉もとくだりて明日つなぐ

重湯すすり白き錠剤で冬眠す

温し手が寒し前髪を撫でさする

医師の手が名を呼びさすり冬ざるる

いのちの底から眺める冬の月

冬の朝診断くだるおのがじし

いつの日か若葉となりてめぐりゆく

神渡しひと夜にて木々やせ細り

生あらばかくも様々御神渡し

幾夜もの涅槃の雪よ梅香かな

頑ななハクモクレンよ余寒かな

白骨《しらほね》や後は野となれ山となれ

寒椿ひとつ咲く度その思い

氷晶や神の息吹きを集めたり

雪晴れや氷柱折々踏みしだく

雪晴れの氷柱の中の色変化《いろへんげ》

吹き抜ける氷晶のなか陽柱たち

雪晴れや栗鼠木々つたい雪えくぼ

小夜時雨畑いつくしみ吾を打つ

初時雨悪い夢見て泣き出す日

たわわなる柚子手渡され馥郁と

眼底の底の底の白魚よ

どうしてもなにもできない霧の中

木蓮の白の始まり花遍路

木蓮の蕾も固し寒返る

草の芽の間のヴェロニカはひそと黙す

雪柳白き花陰鬼隠れ

黄砂

大陸の果てから金の霾《つちふる》う

ものの芽の息吹きの中の石となり

手を合わせ仰ぎ見入れば春の青

数多度《あまたたび》初めて芽吹くや青柳

振り切れずそびら冷たし花の雨

ブロッコリ日々の食事に青々し

拳骨を広らげて見せてたましいを

菜の花にうもれし白き遍路かな

マフラーを一枚まといて春浅し

漲るやこの静けさよ春の闇

水琴窟

水音の余韻身体くりいだし

薬嚙み白く丸まる春の闇

蛤やひらいてみせる花の如し

ものの芽の晩に誘われ歩みだし

蠟梅や陽に透けゆきて春を待つ

栗生楽泉園

いとやさし鬼ひそと棲む谷若葉

熊笹や白露凝らして尾根深し

叶うなら雪女《ゆきめ》となりて棲家とす
なれぬならただ一群の鬼芒と
姥捨ての身を語る人雁となり
人よせぬ白根颪や納骨堂
とこしなえ地獄谷へと雪風巻
舞い吹きおろし地獄谷でとこしなへ
吹きつける風花のなか陽柱たち

ちらちらと燃える風花亡骸泰けし

白根颪や残雪踏みしめ手を合わす

監房の残る礎石や風雪の紋

長島愛生園

長島や潮にぬれたる忘れ角

邑久光明園にて

宝貝願いを込めて磨きしも

お守りの意味も知らずや宝貝

初音聞き囀り返す人の島

拾遺

二〇〇四年　自選以後

動きたし語りつくしたし石であれ

春光や石は石とし語らず

水温《みずぬる》み石は石とし動じず

雪の果て無辺の光へ鳥帰る

水温む頃には復帰と祈ったのに

長島の春

夢の中亡き人増して巡る春
あかときの雲雀囀り冴え返る
鬱の身よ残した仕事巻き巻いて
馥郁と浅く啓ける蛤《はま》汁や
だれかれに与たうる命たれの物
生き抜けば苦しきことも過ぎさるる
一命はきりあるものよいと愛しく

手を合わせ真白き桜只中に

揺れ動く菜の花ひたと地について

山桜稚葉《わか》と共にほころびて

病得て芽吹きの生に離《さか》れゆく

曇り空桜は永久《とは》に艶《なま》めきて

清明な空にまっすぐ掌を伸ばし

踏まれてもおきばりやすと草萌る

豌豆の花の小さき産声や

いさぎよき若布歯ごたえその香り

中空の色に揉まれし桜南風

店頭に麦茶ならびし夏近し

石楠花や一樹から思う草津の野

指の先蓬の香り馥郁と

天上を耕すような母の汗

苗床や一つ一つに話しかけ

耕や土手《つち》に取れば息吹きあり

水底の蝌蚪遮二無二《しゃにむに》泳ぎ抜く

雷ぞ酒のみたいぞおほらかに

合わせれど蛤あわず海の底

片貝を探してゆけば風と海

何時までもぴったり合わない貝合わせ

この一日《ひとひ》吾持余し春の雨

歩めども行きつ戻りつ遍路道

蛍待つ闇の内また闇の中

夏服や白さの中に翳りあり

楽泉園

石楠花の自生の山に追われ生き

自生する石楠花愛でて尾根人や

燃昼や盲導鈴と歩み行く

熊笹に足踏み入れば岨の月

月代やけぶる浅間とともにあり

騒立つや蟬老い桜へしがみつき

街ぬけて一人がよけれ夏帽子

手のえくぼ人にいわれてそっと隠す

新しく歯ブラシ代えた秋の朝

立ち泳ぎイルカの眼差しのやわらかき

まんじゅしゃげ咲き乱れて昨年思う

あるがままのたましいをもちつ秋日和

ひと知れず石のしたの石となりし

初散歩桔梗を手にし母の元へ

病さえ旅と思えど月渡る

風車息を吹きかけまわれまわれ

ゆっくりとこころ耕す野分晴

顔洗いその冷たさや水澄みて

秋灯やそれぞれ灯にそれぞれの生

ソックスをはじめて通す秋冷えかな

土瓶蒸秋の香りや馥郁と

冬浅し蒼茫の中一人いて

短日や暗きに寝入りまた目覚め

亡き人のアドレス消して冬ざるる

高きもの低きも抱《いだ》きて山眠る

二〇〇五年

再入院

残雪のハナモクレンに淡き光《こう》

悴《かじか》みてボストンバックのチャック閉じ

身のうちの皹《あかぎれ》こする入院前夜

骨片をまきし谷底雪ましろ

風花や眼残の結晶のひとつぶ

祖父死して白き屍の喉仏

花こぶし陽に透けゆきてまつ春を

微笑みてぽつりと落つるこぶし花

小波や妙正寺川花筏

病得てあしたゆうべに山桜

初ボトルひそと名を書き胡瓜喰ふ

寒の夜の燈る明かりに温まりて

冬の朝あけゆく夜を眺めやる

荒ぶ月幾夜眺めてまた眠る

生きること清《さ》やかでありたし高嶺星

二〇〇六年

千日夜木花咲耶か神の庭

初花や三歳数えてまた出逢い

冷たき雨に白き骸や花の珠

手を伸ばし足を伸ばして春の闇

桜咲く山盛りてんこおおいばり

日溜りや触るるばかりに春の色

畑なけれど土のにほひや苗の青

雀の子一つ一つの生命にて

潮吹きて烏賊を追いたる春の底

花殺し白き魂にまた出逢い

梅雨の朝パズルに励む母の背や

夏の果てのひらひとつ石光り

幾度もアリアまるまりて聴き

苦夜明けて眼底《まなぞこ》深き白露かな

二〇〇八年

夏の雷私もごろごろ横たわる

原爆忌蟬を育てる老い桜

朝靄や老樹とともにあるがまま

草いきれ強きいのちや朝の道

生きようとする心ありトマト切る

追悼・能登恵美子

呼ばれるから、境界まで行きたがる人

アサノタカオ（編集者）

ほかの誰にも真似できない仕事をした編集者だと思う。ハンセン病の歌人・明石海人の作品を集成した『海人全集』や『ハンセン病文学全集』（以上、皓星社）の企画に、能登恵美子さんがいかに情熱的に取り組んだかは、本書に収められた彼女の文章や関係者の証言から明らかだ。

能登さんは、社会の中の少数者、弱き人びとの声に心を寄せながら本作りをした。いま同じ分野に関心をもち、同じ職業を選んだ自分は、先輩に尋ねたかったと痛切に思う。編集者の使命とは何か。託されたことばを届けることは、いかなる仕事なのか。亡き人と語りあうことはむろんできないが、遺されたテキストを通じてその声に耳を傾けることならできる。

『ハンセン病文学全集』の中で療養所の患者児童の作文を収録した第一〇巻は、能登さんの強い主張によって成立したという。岡山県の国立療養所長島愛生園に滞在して『海人全集』のための資料調査をおこなう中で、彼女は園の古い機関誌に掲載された子どもたちの作品を発見した。

本書所収の「隔離の園の子供たち」はじつに読み応えのあるエッセイで、ハンセン病児童文芸に出会った経緯の説明と、「病友」「望郷台」「自然」「母」などテーマ別の作品紹介から構成される。能登さんが本格的に編集の仕事をはじめた八〇年代後半にはすでに療養所に子どもの姿はなく、入所者の高齢化が進んでいた。だが一心不乱に作文を読み込む彼女は、かつて園内を走り回った児童等たちの声をはっきりと聞いていたのだろう。決意の思いをこう記している。「そうした存在が忘れさられてはならない」。

「空では／きれいな声でないているヒバリ／しずかな春の日に／友は目をとじて／くるしさをがまんしている」（武谷安光）。病ゆえの苦しみの渦中を生きる子どもたちの正直なことばに応えるように、エッセイでの能登さんの語りはけっして自分のことを抜きにしない。療養所で資料を手繰りながら感じた、たまらない気持ちを隠さない。一方で、調査中に差し入れで出された瀬戸内のシャコや焼きそばを食べたこと、冷たい缶ビールを飲んだことまで細かく描いていて、読んでいるこちらの表情もゆるむ。園の人たちから、愛された人だったのだろう。

能登さんはみずからを「境界人」だという。ハンセン病療養所とその外にある「社会」の境界。後者の側にいる人間として、そこに引かれた線を軽々しく越えることはできない、と自分に言い聞かせている。療養所の歴史と一人ひとりの入所者の個人史に刻まれた痛みを考えることはできるが、身代わりになることはできない。

と同時に能登さんは、こんなことも書いている。「私は谺さんとお酒を飲むのが好きで、年中楽泉園に行きたがっている」。すてきな文章だな、と思う。そもそも能登さんがハンセン病の問題を知ったのは、出版の仕事で群馬県の療養所栗生楽泉園を訪れ、入所者で詩人の谺雄二や香山末子との交流がはじまったからだった。

こちら側とあちら側を隔てる線の存在を自覚しながら、境界までは「行きたがっている」というところに、編集者としての能登さんの温かな個性があらわれている。なぜ行きたがるのかといえば、自分を呼ぶ声が聞こえるからだろう。

「コーリング calling」という英語の表現がある。「呼びかけ」「使命」「天職」の意。ナイチンゲールは、看護の仕事をコーリングと定義した。そこには「神の思し召し」という宗教的な意味合いもあるのだろうが、ここでは世俗的に解釈し、苦しむ人と共にある看護の技にも似た呼びかけを聴く力、呼びかけに応える力こそが、能登さんという編集者を突き動かすものだったのではないか、と僕は想像している。

「さあ、あなたの声を世に伝えてあげましょう」という能動的で強い献身のあり方ではない。「わたしの声を受け取ってくれませんか」という他者からの求めに、ただ応じること。受動的で弱いあり方、それゆえにやさしいあり方。能登さん自身が子どもの頃から病弱で、学校や企業になじめない人だったようだ。

そして呼びかけや求めは、こちら側にいるものを信頼してくれる人がいなければ発せられることはない。ハンセン病療養所には、自分たちの歴史を後世に伝えようと資料を収集し管理する人もいたし、文字で記録する人もいた。かれらがその成果を惜しみなく提供し、差し入れなどのサポートをして本作りの仕事を見守ったのは、そこにいるのが信頼しているほかならぬ能登さんだったからだろう。彼女はそうした関係を、いまはもう聞こえない「隔離の園の子どもたち」の声とのあいだにも築いたにちがいない。みずからが抱える傷つきやすさゆえの、深い共感によって。

ほかの誰にも真似できない仕事、と冒頭に書いたのはこのような意味においてだ。編集の仕事をコーリングとして実践した人。呼ばれるから、境界まで行きたがる人。そこで差し出されたことばの手を、そっと握り返す人。この本を読むことで、編集者である僕はそんな能登さんの歩みを追いかけ、学び続けたいと思う。

＊

二〇二〇年、東京西荻窪の書店・忘日舎にて、「やわらかくひろげる――ハンセン病文学を読む」という少人数の読書会を主宰した。歴史の知識を前提にしないで、いまここで出会った「ことば」がみずからに問うものを一人ひとりが心身で受け止め、分かち合う場にしたいと願った。参加者と共におよそ一年をかけて読んだ課題図書は、村松武司『増補 遥かなる故郷――ライと朝鮮の文学』、香山末子『エプロンのうた』、冴雄二『詩と写真 ライは長い旅だから』（以上、皓星社）、そして塔和子『希望よあなたに』（編集工房ノア）。最終回で、本書を取り上げた。

能登さんへ……縁側からおじゃましてます

阿部正子
（元・三省堂編集者）

あなたに初めてお会いしたのは日比谷図書館でした。たまたま書棚で見つけた『全集』の量と質に衝撃を受け、いったい誰が編集したのかと探しましたが、端書にも後書にも名前が無い！　ネット検索で『射こまれた矢』の存在を知り、もう一度よく探したら、ありました。奥付に。皓星社の住所の後に、これ以上小さくできないというほど小さな字で「編集者　能登恵美子」と。

この小ささがすべてを物語っています。謙虚な人柄と存在の大きさが伝わってきました。そのころ私は定年退職して、これからは好きな本をつくろうと、「猫」が詠まれた俳句・短歌・川柳を物色中でした。うれしいことに『全集』には猫が一杯居ました！（小暮正子編『猫の国語辞典』に引用）「濡れた猫小さい怒りを持つてくる　栗原春月」（『ハンセン病文学全集9巻』三四一頁）。この句が印象的でした。

猫で味をしめた私は、次に、昭和の暮らしを詠んだ歌を『全集』から探して『てにをは俳句・短歌辞典』（六万収録）中に六千も引用。人情とか暮らしぶりのつつましさとか、昭和のいいものがあると感じていました。ハンセン病という入口からでなく、「猫」や「昭和の暮らし」に惹かれて、縁側から上がらせてもらったようなものでしょうか。

「いいもの」は、能登さんがこの百倍くらいの作品を読んで、泣く泣く割愛しながら残してくれたものです。

そして、今ごろになって私にも、ようやく『全集』の歌の深い持ち味が見えてきました。二句引用します。

「捨てて来し仔猫が先に戻りゐし　中村花芙蓉」（同前、二二九頁）
「猫の子に飯を冷やしてあたえけり　中野三王子」（同前、五頁）

前の句は、心を鬼にして捨てに行ったのに、やれやれという愛着の嘆息と子猫の目線が交わるように見えて面白いと思っていましたが、「先に戻りゐし」の言葉には「子猫よりも歩みの遅い」現実（盲目か義足）と捨てられし者としての共感が見える気がします。後の句の「冷やして」は、普通なら「さまして」と表現されるところですが、そう書いてないのはこの作者には「さめたかどうか確認できない」、温度の知覚が無くなっていることを自覚していて、猫にうっかり熱いものを与えないように十分な時間を置いて「冷やして」いることが読み取れます。どちらもさりげなく自分の状況を投影させて詠んでいて、すなおで巧みな表現のように私には思えます。

今、私は縁側からおじゃましたついでに、さらに図々しく藤巻さんに「お茶も飲んでいきたい」とお願いして、能登さんの敷いてくれたレールの上を手押車をのろのろと押すように『全集』を物色し直しています。恐れ多くも、『全集』の一行詩（短歌・俳句・川柳）の抜粋本というか、案内本を編集中です。

タイトルは、『訴歌《そか》…あなたはきっと橋を渡って来てくれる…』（皓星社）

いまのところ、私の背に刺さっている優しい矢は能登さん、あなたなんですよ。

村松武司　日韓とハンセン病に命をかけた詩人

安野光雅
（画家）

畏友村松武司がなくなった。ああ、油断していたという後悔にさいなまれた。でも、どうすることもできない。

この本には若い頃の彼の写真が載っている。その顔立ちから見ただけでも彼の人間性が理解できるのではないかと思う。彼は生業の外に、日韓の問題、ハンセン病の問題という二つの難題を抱えて生涯を終えた。

わたしはその遺稿集『海のタリョン』の装丁をたのまれた。一本一本の糸をたくさん描いて、ガーゼの絵にした。遺稿集だから、絵のまわりを8ミリ幅の黒の罫でかこんだ。その罫ははじめから壊すつもりだった。村松さんはまだ生きているという、不合理な幻想がわたしのなかにあったからだ。箱の表紙に来る罫を壊したかたちに描き、つまり任意のところで切り取り、それは裏表紙に持っていった。カバーは藍色の布を使った。今時こんな装丁はない。本の厚みは五センチを超えるりっぱな本である。

この本を作ったのは皓星社。その後、『ハンセン病文学全集』を作った地味な出版社である。

この全集は、評論家の鶴見俊輔、作家の加賀乙彦、詩人の大岡信、患者を支援する会の理事長・大谷藤郎の四人が編集委員である。もし村松さんが生きていたら、ここに名前が出ていただろうと思う。

このような本で採算が合うだろうかと疑いながら、装丁はわたしだった。それはさておき、ともかくいい本になった。村松さんはハンセン病患者に詩を教えていたので、村松さんの名前が、執筆者の文章の中に出てきた。

ところが、この本を編集していた能登恵美子さんは全十巻ができあがってまもなく、四十九歳でなくなった。皓星社の人たちが彼女の遺稿集を作った。

わたしは能登さんが生涯をかけてハンセン病のために働いたとは知らなかった。遺稿集の装丁は、『ハンセン病文学全集』に使ったわたしの絵を流用したいと言われたので応諾した。書名は鶴見さんが、能登さんの働きぶりを「矢を射こまれたように」仕事に打ち込んでいた、と言われたことから、『射こまれた矢』ときまった。

朝日新聞に白石明彦さんが書かれた署名入りの文章があるので一部紹介したい。

〈能登さんから十年前にうかがった話は忘れられない。戦後まもなく、ハンセン病の少年政市君が「雲とぼく」という詩を書いた。療養所を出られる日を夢みて、「雲をどこまでもどこまでも／自由に追っていける時が来るのだ」と。能登さんは九州のある療養所で、年老いた政市さんに偶然出会い、過酷な人生に涙したという。〉

ハンセン病は抵抗力のない赤ちゃんのときに伝染すると聞いた。そうかもしれないが、その後、医学の進歩によって明らかになったことを要約して書いておきたい。

ハンセン病は、直接、しかも濃厚な接触によって、粘膜の一部から感染する。しかし、感染力はきわめて弱く、生後間もない赤ん坊や、生まれつき免疫を持たない人が、衛生環境の悪いときに感染する程度である。

そうは言うものの、これまでの患者の苦難は想像を絶する。本人には何の罪もないのに耐えねばならぬ、これ以上の苦しみがあろうかと思う。こんなとき、わたしは神はいないと思う。

世界的には一九四一年に、ようやくアメリカのファジェットにより特効薬プロミンがはじめて使われ、ここにおいてハンセン病は治療により治癒する病気となった。日本で発見された日本人の新規患者は減少傾向を示し、二〇〇五年にはじめてゼロになった。

「人生論的映画評論」という優れた記事があるが、筆者の名前がみつからない。それによって知った毎日新聞（二〇〇七年一月二十三日付）の社説の一部を掲載する。

〈ハンセン病の強制隔離政策については熊本地裁が違憲とする判決を下した後、政府をはじめ関係各界が検証作業を進め、反省の意を表したが、潮流を変えた司法府自体は過去に向き合おうとしていない。同様に、戦中戦後の人権侵害についても口をつぐんだままだ。〉

村松武司にもどる。わたしは彼に話したことを『絵のある自伝』（文藝春秋）に書いたが、詳しく紹介するとつぎのとおりである。

あれは山口県徳山市（今は周南市）のバス停でバスを待っていたときのこと。下からあえぎながら小道を登って、やっとバス停にたどりつくのだったが、戦後すぐの頃のバスはきまって満員で、若者が乗り口の取っ手にぶらさがって走るという状態だった。道の下から朝鮮人の老婆が上がってきた。そして「バスキタカ」と言った。

何ほども知らない語彙のなかから「モーリーヨ」とこたえた。「知らない」という意味である。老婆は目を見開いて「ニガチョウセンサリミヤ」と言った。「あんたは朝鮮人だったのか」という意味である。片言の朝鮮語が通じたらしくてひっこみがつかなくなった。

「わたしのアボジは日本人だが、オモニは朝鮮人なのだ」と言った。老婆はまた目を見開いて、それなら「ニガチョウセンサリミヤ」ときめた。そして、老婆は「ヒトリダマリノミチナガイ、フタリハナシノミチミジカイ」と言ったのである。たどたどしいが、なんと美しい言葉なんだろう。

わたしは一生のうちで、こんなに心温まる言葉を聞いたのははじめてだったと言っていい。

やがてバスは来た。遠目にも満員のバスだった。わたしがもし、フタリハナシノミチをとったら、わたしの心ない嘘がばれてしまう。わたしが自分の片言を試したとは思わないだろう老婆とは、あのバス停で別れて以来会ったことはない。

わたしは、このことを村松さんに話した。彼にこの話の悲しみがわからぬはずはないのだ。

彼は、この美しい言葉を枕にふって、日本と韓国の間の運命について書いた。むかしそれを読ませてもらったことがある。文章の終わりにまたしても、「ヒトリダマリノミチナガイ」という言葉が現れた。それはわたしが老婆の口から聞いたときとおなじように胸に迫り、残響となって今でも静かに響いている。

村松武司は、ソウルにうまれた。自分をコロンだと自覚し、自称した。コロンというのは、朝鮮植民者の意味である。生来の熱血児だったから、複雑に屈折しながらも、朝鮮人の置かれた立場を心から理解した。

わたしは、彼がむかし書いたあの文章が『海のタリョン』の中にあるにちがいないと思って、何度も読んだ。詩にぶつかってゆきつもどりつし、とうとう、あの文章は割愛したかもしれない、と思い始めた。

しかし、ある夜のこと、また調べていたら、呼んでいたように彼のあの文章がみつかった。改めて読んで、「ヒトリダマリノミチ」は、彼の目にまた、少しだけ違った映り方をしたかもしれないと思った。老婆を残してわたしだけがバスに乗った。よくあることなのに、なんだか罪の意識をおびたものとなったような気がしている。

「週刊朝日」二〇一二年十一月二十三日より転載

能登恵美子さんの思い出

榎本初子
（邑久光明園）

能登さんとの出会いは、母香山末子の詩集出版を思い立った時であった。出版先を探していた私は、当時の自治会長であった望月拓郎さんから皓星社の能登恵美子さんというお名前を教えて頂いた。調べてみたら母の第二、第三詩集は皓星社から出ている。早速手紙を出したら岡山に来てくれた。初対面だと思ったが、平成八年、楽泉園での母の葬儀に来て下さり二度目とのことで親近感を持った。大きなリュックを背負い、編集者らしくシンプルな印象を受けた。駅から光明園までは彼女の口から語られる、大江満雄先生、村松武司先生とか、ハンセン病文学に関連した話ばかりであっという間であった。早速その日のうちに、光明園の監禁室とかを案内したが写真に収めたり、文を書いたり宿舎に帰るのももどかしげに園内のベンチでパソコンを拡げるという誠に精力的であった。

以後、忙しいなか岡山にも度々来てくれた。

豊富な人脈は能登さんの財産だった。

母の詩集『エプロンのうた』、表紙の帯に書かれた簡潔で胸を打つ言葉は大岡信先生が下さった。おそらく能登さんがいなければ実現はなかったであろう。

十年を経た今も、私にとって能登さんの死は、未だに空白のままである。

先頃、三省堂から出版された『てにをは・俳句短歌辞典』では『ハンセン病文学全集』の中の多くの作品に出逢うことが出来た。ここにも能登さんは生きている!。

能登さんの心血を注いだハンセン病文学、その情熱と生きざま、忘れることはない。

令和三年二月

一期一会

太田　明
（菊池恵楓園入所者自治会　副会長）

能登さんと初めてお会いしたのは平成元年の春だったと思います。

当時、まだハンセン病問題に関心のある社会人は極めて稀でした。地元のマスコミさえらい予防法改正問題が世間に浮上してきた平成七年頃からようやく二、三人の記者たちが療養所に出入りするようになりました。

彼女のような若い編集者がひとりで東京からはるばる熊本に来られることは珍しいことでした。

平成四年三月発行の自治会機関誌「菊池野」に彼女のエッセー「雲の行方」が掲載されております。

今また、三十二年振りに再読する機会を得て何とも言えない懐かしさが込み上げて来ます。

彼女が来園された折、マイカーで熊本市内を案内し、熊本駅前の人気ラーメン店「黒亭」に入った時でした。近くに駐車場が見当らず、彼女ひとりをお店に残してしまい、折角のラーメンが冷めて麺が伸びてしまったことなどを思い出します。

彼女が来園された当時、恵楓園の入所者は千六十名を数え平均年齢は六十五歳でした。現在は入所者一六五名と減少し平均年齢も八十五歳と超高齢者集団の療養所となりました。

この間、平成八年には「らい予防法」が廃止され八十九年に亘る国の隔離政策は終止符を打ちました。その後、平成十三年にはらい予防法違憲国家賠償訴訟で原告勝訴となり人権回復と名誉回復が大きく進展しました。さらに平成二十年には「ハンセン病問題基本法」が制定され、平成三十一年にはハンセン病家族訴訟判決が下されました。

彼女は熊本に九州新幹線が全線開通した平成二十三年三月十二日の五日前の三月七日に若くして黄泉の国へと旅立たれました。

激動の平成時代、ハンセン病問題を巡るこのようなコペルニクス的転回を彼女はどのような思いで見守ってくれただろうか。

また平成二十八年には震度七の大地震が二度県下を襲いました。県都のシンボルでもあるあの勇壮な熊本城も大きな被害を受けました。さらに令和二年には七月豪雨災害にも見舞われました。しかし多くの人々の懸命の努力で県内も着々と復旧、復興し、熊本城の天守閣も新阿蘇大橋もこの春見事に創造的復興を果たしました。

また、熊本駅も熊本交通センターも見違える程、現代的な建物に生まれ変わりました。

能登さんには飛躍的に発展した私の故郷熊本の町並をもう一度見てほしかった。

そして今度こそ熱いラーメンと美味しいコーヒーをご馳走したかった。

（二月十五日記）

『射こまれた矢』に寄せて

清原 工
（ライター）

能登さんと最初にお会いしたのは、原稿の「持ち込み」をしたときだった。今考えるとそういう役回りになっていたのかもしれないが、皓星社の事務所で藤巻さんは、最前から難しい顔をして窓の外に目をやり、「こういうものはどうもなあ……」というようなことをぽつりと言われた。

ややあって能登さんが、「私は、これはこれでいいと思うけど」と助け船を出してくれた。能登さんは早生まれらしいから学年が一つ上になるはずだが、実は私と同年の生まれだった。冴雄二さんは能登さんのことを、マンガの主人公になぞらえて〝アラレ〟と呼んでいたそうだが、私の目にはとても同い年とは思えない、熟練の編集者としての風格のようなものが漂って見えた。

評価（?）してくれた上での条件として、「少し短いから一章足してください」と言われた能登さんの意図するところは、もちろん「短いから」ではなく、書き足りないものが残っているという指摘であると私は理解した。わらにもすがる思いで、一章分の原稿をなんとか書き足した。

その後、能登さんは体調が思わしくなくなり、私を担当してくださる編集者も何人か代わることになった。私が書き足した内容が能登さんの意向に沿うものだったかどうか、遂にそれを聞きそびれてしまった。

「遺稿集」だから当然だが、『射こまれた矢』を私が目にしたのは、能登さんが長逝されてしばらくしてからのことだった。このときの偽らざる気持ちを言えば、取り返しのつかないことをしてしまったという後悔の思いが強かった。例えば、双見美智子さんや和公梵字さんといった人たちとの邂逅は、私にとっても生涯忘れられない出来事だったが、〝矢を射こまれた〟能登さんを交えての出会いは結局、此岸では訪れぬままになってしまった。

〈私は「境界人」かもしれないけれど、次の世代として山下さんや宇佐美さんや島田さんの仕事を継承して行きたいと思う〉と言っていたはずの能登さんの旅立ちは、いかにも早すぎた。

能登さんが逝かれた翌月、多磨全生園の万朶《ばんだ》の桜の下で、ゆかりの人たちとお花見をしたことが今も思い出される。それは、能登さんの句集「むくろじ」にある、

初花や三歳数えてまた出逢い

を信じていた人たちの、悔しさのにじむ花道だった。

「尻尾のない犬」――忘れられたハンセン病小説・その周辺――　より

倉田孝一
（ハンセン病文庫・朋の会々員）

『ハンセン病文学全集』の10、児童作品の部に星塚時代の鷹志の作品が散見される。この全集に収める資料を主に収集したのは、皓星社の能登恵美子さん。興味深い文章が残っている。「新日本文学」一九九一年一一月号（通信版）に彼女の書いた文章が、恵楓園自治会誌「菊池野」一九九二年三月号「雲の行方」に転載されている。

一九八九年三月、熊本県合志町にある国立療養所菊池恵楓園に向かった。
―中略―熊本滞在中は、ほとんどぐずぐずした日が続いた。その日も朝から寒い雨が降っていた。いつものように自治会室でコピーを取っていると私を訪ねてきた人がいた。年齢は五〇歳代だろうか。小柄でおとなしそうな人だった。「能登さんですか」、「はい」と私。すこし言いにくそうに「僕は能登さんの原稿の中に出てくる政市です」。私はしばらく考えたけど『『雲とぼく』の政市さんですか」、そうだと言う。政市さんは子どもの頃に発病し、戦後ハンセン病の特効薬プロミンの出現で社会復帰を希望する力強い詩を書いていた。

―中略―

ハンセン病は親戚家族のために入院したら故郷と本名は明かさないし、名前を変えることも少なくない。また、子どもは進行が早いのと終戦直後の劣悪な食糧事情などのため体力不足で亡くなる子どもが多かった。現にそうした友達を看取った子どもたちの作品も多い。だから当時の作者に会えるとは思っていなかったし、特に政市さんはプロミン後の『雲とぼく』の作者なので、当然社会復帰して在園しているとは思ってもみなかった。しかし、政市さんはその詩を発表し菌は陰性となったが、三〇年たってもまだ園に残らざるをえなかったのだ。

私は、すっかり大人になってしまった政市さんを見つめた。政市さんははにかんだような笑顔で「能登さん、あれどうもありがとう」と言った。（筆者注、「新日本文学」に氏の作品を載せた事を指すと思える）私は何と言ったらいいのかわからなかった。

計算してみると当時能登さんは二十八歳、鷹志さんは五十四歳に当る。親子ほどの年齢差。鷹志さんは「菊池野文学」などの編集も経験されているから、その時他にもおもしろい話は出なかったのだろうか。お二人とも今は他界されているのだが。

本来なら能登さんについてはその実績から一項を立てて論じなければならないところだろう。「朋」の諸氏を含め、彼女の存在を一体いかほどの方がご存知だろうか。ハンセン病文学の現場を良く知る輝くべき第一人者だったと思うのだけど。

余談を続ける。

まだ能登さんの名さえ知らない頃、僕の女性編集者のイメージは、ちょっと小太りでいつも腕まくりしていて、さァやるわよと言った様な心身共にパワフルな印象だった。発行された文学全集に読者カードがあり、僕は欠かさず出していた。著者も編集者もそうだろうが、自分が拵えた本の評判は聞きたいものだろう。その手応えこそが創る者のエネルギーになり得るし喜びになる。素直に書く読書カードは、表に出ないだけに気楽に書けた。僕は、『ハンセン病文学全集』の児童作品は全国の療養所の作品ではなく、その一部でしかないと少し意地悪な指摘をした。一枚の読書カードなのに、意外、編集者さんから時を置かず短い返事が来た。

前略失礼いたします。いつもいつも愛読者ハガキご返下《ママ》さりありがとうございます。

今回の「児童作品」は私が17～18年前から足で歩いてコピーを取ってきたものを原稿としました。こうした全集に収録する予定もなく個人的にあたためてきたものです。『ハンセン病文学全集』第一期は単行本として刊行されたもので構成されております。ある意味作者の最終意志という判断です。また第二期は園内の機関誌、同人誌・生原稿などをまとめる予定としております。児童作品は私が集めていた多磨、愛生、星塚に限定しました。頁などの制限があり、今回はこの様になりましたが二期では他園のものを掲載するつもりでおります。ご意見ありがとうございます。どうぞご自愛下さいませ。失礼いたします。

二〇〇三年七月十五日の消印である。噛みついたつもりはさらさらなかったが、直筆のナマ返事を頂いた。うれしかった。ボールペンで書かれた読みやすい大きめの文字、作る現場の闊達な文字。その文字の運びは几帳面で誠実な人柄を思わせた。そうか、第二期の発行予定があるのか。封書もろとも文学全集に今も彼女の筆跡は挟んで在る。

その能登さんに初めて会ったのは、山下道輔さんが入院治療されていた病室、防衛医大？　全生園の病室？　東京病院？　どこだったかは忘れたが、彼女は人づてに、うつ病を治療中だと聞いていた。広い病室に、ふいに訪れた地味な服の四十歳位の人。どこかの本屋さんを連れ、見舞いに来られたその人が彼女だと離れていてもやがて察しが付いた。しんどい仕事をされた人に対するおそれのような見上げるような気持ちで僕は突っ立ったままだった。自己紹介もしなかったと思う。腕まくりをし、どんどん仕事を熟して行くタイプとはかけ離れ、疲れておられるように思えた。おそらく全集の資料全部を渉猟、探索し、消化されたのだろう。編集人という前に、人のつらさを自分の苦しみのように感じる心の持ち主ならその重さに、ヘトヘトになるだろうし、結果、鬱の海に引き込まれたのかもしれない。あの時、能登さんとどんな話をしたか、出来たか記憶がない。今ならば質問したい事が山ほどあるのだけれど。

その能登さんの事を書かれた遺稿集がある。二〇一二年三月皓星社発行『射こまれた矢』。何というすさまじい表題だろう。このことばだけで彼女の一生が何であったかを言い切ったような鋭さに尻込みする。書いたのは彼女と共に編集をした鶴見俊輔。本の帯に「ハンセン病に打ち込む人は矢を射こまれたようにこのことに打ち込む。能登さんは、そういう人の一人だ。この矢を抜いてくれと叫びたいときはあっただろう。しかし、矢を抜いてもらえない生涯を生きた。」

「朋」(ハンセン病文庫・朋の会)五十四号掲載の表題作より一部転載

清里の一夜

栗原哲也
（元日本経済評論社代表）

近寄り難い風貌をもつ皓星社の藤巻修一社長が恵美（子）さんを連れて現れたのは、神田神保町の縄暖簾だった。藤巻さんは「ノトです」と言ったきり何の追加もせず、私は突然目の前に博多人形を置かれたようでドギマギした。間をおいてどうにかなったのだろう。とにかく、ハンセン病文学に打ち込む編集者と判った。いつまでも話していたい人だと思った。以来、社長の認可を得て幾度も話した。恵美さんは熱心に語るのだ。ハンセン病作家のこと、作品のこと、療養所のこと、たくさんのことを教えてもらった。少ない私の書架に『小島の春』や『海人全集』『海のタリョン』などが並んでいるのは恵美さんの影響である。

一九八九年の二月だった。

藤巻社長の企画で甲州清里へ小旅行した。恵美さんのおじいちゃんも交えての四人だった。旅宿「駒留」に投宿した。恵美さんはおじいちゃんの面倒を細々と見ていて、それを目のあたりにしている私たちも嬉しかった。

日が暮れた。地元の新聞記者を交えての小宴。恵美さんの笑顔で、みんな甲州ワインに酔った。恵美さんが甲州民謡「粘土お高やん」を唄う。哀しい声だった。また、同じく民謡「縁故節」も私の手帖に書き付けてくれた。

縁で添うとも　縁で添うとも
　柳澤は嫌だよ
女人《おな》が木を伐る　女人が木を伐る
　萱を刈る

恵美さんが忙しい仕事を忘れた晩だった。私はワインが回り腰が砕けそうになった。その余のことはよく覚えていない。
帰京して昨夜の手帖を開けると一篇の詩が書きこまれていた。私は今でも大事に持っている。

白い声をのせた電話線は
むちゅうで空をかけてゆくの
たそがれ色の気流にのり
すみれ色のみずうみをこえて

あなたの耳へ
まいおりた涙を集めて
私に届けて下さい
そのかわり
あたたかな
夢をあげるから

恵美さん、今でもあの日を、時々思い出しています、あの笑顔と一緒にね。

鷗の唄

黒川　洋（詩人）

雑踏のなかがこわい。
と　背広のしっぽを摑んで
離さぬおんなと。

人生に逃げおくれた
話さぬおとこと。
仲見世の群衆をかき分ける
三月雛祭り
厄除け浅草寺。
あいつも　こいつも
こっち　あっちも

えっちら　こっちら
健康病という
死んだ顔が　そっぽ向き
浮世の果ての
サンズの河原を渡っていく。
レッド・ザンス
ブラック・ザンス
ブルー・サンズ
死んだやつは死んだやつ。
がきのころ
黄色の鷗ばかり描いて
若いおんな教師をこまらせた。
詩人に目なし。
作家の歯なし。
評論家は口なし。
鬼籍に入ったやつを肴に
めんないちどりのドランカー。

いつも前を向いて
歩くおんなと
俯きかげんのおとこ。
汗ばむ手のひらの
すき間を風が吹きぬける。
堤防のとったんで
おんなが
片足だちの見栄を切り
鷗よカモメ
きょうびの　ロシアは
晴れてるの?
と　問いかける。
カモメには
たしかにメがあり
おとこはすでに
めがないことに気づいている。

「騒」二十四号（一九九五年十二月）より転載

能登恵美子さんのおもかげ

斎藤真理子
（翻訳者）

能登さんと初めて会ったのは二〇〇一年だったと思う。あるハンセン病回復者の方が本を出すので、リライトをかねて原稿整理をしてほしいという依頼だった。できるだけ読みやすい方がいいのだろうなと思って作業に取りかかり、サンプルを見せたところ、能登さんから「待った」がかかった。あまり具体的な指示ではなかったのだが、趣旨はよくわかった。

もともとの原稿について、「体言止めが多いでしょう?」と言われた。原稿を読む力のある人なんだなと思った。その方の文章をずっと読んできて、内容と文体の関係をしっかり把握しているのだ。そんな能登さんの力に支えられて『ハンセン病文学全集』ができたことは、多くの人が知っているだろう。そして、それに照らすと私のリライトはやりすぎで、原文の味を損なっていたのだと思う。私はちょっと恥じ、「そうですね、このルポライターみたいな文章は、やめます」と答えた。そのとき能登さんが黙って笑ってくれたことを今でも思い出す。

本は無事にでき、その後私が就職したこともあって仕事の縁は途切れたのだが、皓星社と同じ町に住んでいたのでときどき姿を見かけることがあった。同僚と食事に出てきたらしい、楽しげな様子を一度ならず見た。私は能登さんと同学年で、同じ年ごろの女性が、打ち込むに足る仕事を一生けんめいやっている姿は心強い眺めだった。自分がなかなかそうはできなかったからなのだが。

いつからか姿を見なくなったような気はしていたものの、亡くなったと聞いて、自分でも驚くほどショックを受けた。3・11の後で、これから変わっていくだろう日本を見届ける仲間が減ったような寂しさがあったのではないだろうか。インターネット書店で『射こまれた矢』を買って読んだ。「打ち込むに足る仕事」と思っていたが、それは「射こまれた矢」だったのだ。能登さんは「矢を抜いてもらわない生涯を生きた」という鶴見俊輔さんの言葉で、能登さんがどういう人だったかを改めて知った。

同じ町で能登さんが働いているということはどこか頼もしく、忘れているときでも私はそれに小さく助けられ、支えられていたようだ。二、三回しか会っていないのにそんなふうに思わせるのは、やはり、たいした人なのだ。

いつかは絶対、長い話ができる人のように思っていた。歴史や文学のことをいろいろに考えていって、ふと角を曲がると能登さんの領域に出ることがある。二〇一八年に再び縁があり、皓星社で詩人・松村武司の評論集を編む仕事をしたとき、能登さんが村松武司に大きな影響を受けていたことを思い出した。能登さんが見た村松さんについて、話を聞きたかったと思う。

ざぶざぶと心のうちで髪洗う

生きようとする心ありトマト切る

この本には、生き生きと働く能登さんと、悲しく孤独な能登さんの両方が入っている。その両方が重なって一人の人間と一つの時代が描き出される。だが、悲しく孤独なままで亡くなったのではないこともこの本で知った。能登さんといつか話したかったことを、これからも考えつづけてゆきたいと思っている。

言葉の重さ、生のあかし　8月から刊行「ハンセン病文学全集」

白石明彦
（元朝日新聞記者）

初めての『ハンセン病文学全集』全二十巻が、八月から刊行される。ハンセン病患者や元患者が生のあかしとして刻み続けてきた重い言葉の全ぼうが明らかになる。中でも新たに発掘された児童の作品は、強制隔離政策のむごさを浮き彫りにしている。

皓星社の藤巻修一代表によると、北条民雄を嚆矢とする日本のハンセン病文学は、質量共に世界でも群を抜く。その背景には俳句や短歌といった短詩型文学の伝統や療養所内での文芸奨励策がある。しかし何よりも、社会や家族から切り離され、名前まで捨てて生きざるを得なかった患者らの存在証明を求める意識が、膨大な作品群として結実したという。望郷、差別への憤り、生の不安……。こうした思いが、私家版や自費出版の形で残されてきた。

八月から月一回配本されるのは全集の第一期「作品編」全十巻。小説五十二編を始め、詩約千編、短歌約一万首、俳句・川柳約一万句、児童作品約一五〇〇編などを収める。編集委員は評論家の鶴見俊輔、作家の加賀乙彦、詩人の大岡信、患者を支援する藤楓協会の理事長大谷藤郎の四氏。全集に収録するために集めた単行本は一九二〇年から二〇〇〇年刊行分まで約八八〇点。実名を明かしている作者は数人にすぎない。

第二期「社会編」は闘争記録や論文などを収め、二〇〇七年までに刊行する予定だ。

全集編集室の能登恵美子さんは十数年前から、ハンセン病を患った子供たちのつづり方や詩などを集めてきた。こんな戦前の文章がある。

「僕がある日あそんでゐると、おまはりさんが僕に夕方おばあさんとけいさつにこいと云《い》はれたから行くと、病院に行きなさいと云はれました。行くのはいやでしたが、しかたがないので、お父さんにつれられて汽車に乗りました」（西見秀雄「僕が愛生園にきた時」から）

児童作品は療養所内の機関誌に発表され、一般人の目に触れることはまずなかった。多くは故郷や母を恋うる内容だ。

「風にのって／はてしもなく飛んで行く雲／ぼくはどこまでもどこまでも／追ってゆきたい／だけどぼくは／病気だ／かくりの身なのだ／園から一歩も出れないのだ／だけどなおる日がくるのだ／そして雲をどこまでもどこまでも／自由に追っていける時が来るのだ」

（政市「雲とぼく」）

戦後まもなく、新薬プロミンの出現は、こんな希望の詩をつづらせた。それから半世紀。能登さんは九州の療養所で老いた政市さんに会った。「僕の雲の行方は結局、療養所の中で終わった」と話していたという。

ハンセン病患者らの本は、らい予防法廃止運動の高まりと相まって九〇年代に急増した。しかし、群馬県草津町の療養所「栗生楽泉園」で詩作を指導する恵泉女学園大学教授の森田進さんは「患者らの高齢化が進み、ハンセン病文学は最終期を迎えた」と語る。半世紀の歴史をもつ詩人集団「栗生詩話会」は会員の平均年齢七十七歳。一月には一人が亡くなった。

先月、NHKテレビ「にんげんドキュメント」に登場した桜井哲夫さんも会員の一人。六十年ぶりに故郷津軽へ向かう旅路で、「人間って面白いよね。本当にうれしい時って悲しいんだよね」とつぶやく姿は、天性の詩人を思わせた。一月には詩集『鵲の家』(土曜美術社出版販売)を出している。

「朝日新聞」二〇〇二年三月二十日朝刊より転載

一命はきりあるものよいと愛しく――能登恵美子

渡辺雅哉
（早稲田大学非常勤講師）

二〇一〇年暮れのある日のこと。当時は阿佐ヶ谷にあった皓星社の藤巻修一さんから届いたメールには、「能登が体調を崩した。たぶん、がんだと思う」と書かれてあった。それからわずか数ヶ月の後、翌年三月一一日の大地震の直前に、能登恵美子さんは四九歳の若さであの世へと旅立ってしまう。「地味な服装で目立たない人。どちらかというと無口なほうだった。でも、必要なときにははっきりと物を言い、膨大な資料を集めて、こちらが仕事をしやすいようにしてくれた」。これは、『ハンセン病文学全集』の編集委員の一人、加賀乙彦さんの回想である（没後一周年目に皓星社から刊行された能登さんの遺稿集『射こまれた矢』初版の序文「はっきりとした目的を持った人」）。

二〇〇五年からしばらくの間、同人誌『トスキナア』に関わっていたこともあり、発行元の皓星社には何度も足を運んだものだった。もっとも、『全集』の編集に没頭していた能登さんとは、挨拶を交わす程度の間柄だった。藤巻さんのお誘いで一緒に居酒屋に繰り出すこともあったにせよ、思い出されるのは「どちらかというと無口なほう」の能登さん。くだけた酒席の常とはいえ、「必要なときにははっきりと物を言」うその姿を直に目にした覚えはない。

だが、『矢』に収められた文章には「必要なときには、はっきりと物を言」う、「はっきりとした目的を持った」能登さんの人柄が確かに刻まれている。「金夏日さんは、点字を舌で読む。ハンセン病は知覚がマヒする。それはとくに、指、手などに顕著だから通常のやり方では点字は読めない。夏日さんはヨダレを流しながら、舌で点字を読む。ある時、夢中になりすぎて舌から血が流れていたこともあったそうだ。壮絶だと思った。そして舌読で祖国のことを知る」（「隔離の園の子供たち」）。「私とハンセン病との出会い」を綴った一節に触れた凡俗は、「どちらかというと無口なほう」の能登さんのなかに、まったく別の何ものかが潜んでいた事実を突きつけられて狼狽した。能登さんは、「隔離、差別、偏見に苦しみながら書かれた非常に高い水準にある『生の証し』や『魂の訴え』」（「『生の証し』後世へ集大成」）の掘り起こしに「一命」を捧げた（表題は、やはり『矢』所収の「句集　むくろじ」から）。『全集』の完結は二〇一〇年七月。「集大成」をやり遂げたことが、唯一最大の救いである。

未来の能登恵美子

晴山生菜
（皓星社代表）

能登恵美子さんの話は、創業者の藤巻から折に触れて聞いてきた。今回の増補に際してそれらを思い起こして見ようかとも思ったが、書きかけてやめた。ハンセン病のことに打ち込んできた、その歳月を具に見てきたわけでもないのに、軽々しく語れない。いずれ藤巻が書き記してくれることに期待しつつ、私自身のことに引き寄せて書いてみたい。

二〇一二年二月、皓星社に入社して最初にした仕事は、『射こまれた矢』の編集補助だった。原稿はすでに揃っており、あとはゲラを出して寄稿部分の著者校正を回収し、遺稿部分は底本と照らし合わせるだけだったから、編集補助というより進行係といったほうがいいかもしれない。けれど、このような本の出版に携われることが、ただ誇らしかった。

社長の藤巻は、なぜこの遺稿集を作るのかを新入社員に熱心に語るでもなく、当然のこととしてこの本を作っていた。原稿の価値は読めば明らかであったから、私も特別なこととは思わず、ごく自然に刊行の準備を手伝った。皓星社がまだ阿佐ヶ谷の、杉並区役所の近くにあった頃のことである。

当時の私は原価意識というものがまるでなかったので、いい本が作れることを無邪気に喜んでいた。

今になってようやく、この遺稿集が稀有な出版物であることがわかる。一社員の遺稿集を出す出版社というのは、そうそう無い。余裕ある大出版社ならいざしらず、こちらは毎月のやりくりに腐心する超零細出版社なのである。

それから五年半後の二〇一七年九月、私は皓星社の二代目代表になった。社員として勤めている間、嫌なこともあったし、正直に告白すれば、転職を試みたこともある。けれども迷う度に考え直してここに居続けたのは、藤巻が『射こまれた矢』を出したからというのが大きい。社長は信頼できる人か、皓星社は時間を費やすべき場所かを考える時、この本のことが思い出された。この社長は泥臭く地道な仕事を認め評価してくれる人で、そういう会社だと信頼できた。

没後十年、ご縁のあった方に手渡したり、どこからか本書の存在を知った方が書店で求めて下さったりして、初版の二〇〇部はなくなり、その後作った二〇〇部の在庫が、まもなく底を尽きようとしている。今回は三〇〇部を作る。十年後くらいにまた、増刷できたらいいと思う。

三月になると、毎年この本を手に取る。読むたびに、ここをいつまでも、矢を射こまれた人が安心して働ける場所、大いに腕をふるえる場所にしておかなければならないと思う。未来の能登恵美子と出会う時のために。

あとがき

藤巻修一

『ハンセン病文学全集』（全十巻）が二〇一〇年七月完結した。第一回配本が二〇〇三年のことであるから刊行に足掛け八年を要したことになる。さらに、この企画が持ち上がったのは、一九八〇年の半ばだったから、それから数えれば二十五年がかりだったことになる。

能登恵美子が皓星社に入社したのはその少し前だった。そしてこの企画に心血を注いで、完結を見届けて二〇一一年三月七日の早朝に息を引き取った。あと三週間で五十歳になろうとしていた。

物事の本質を直感的に摑みとるタイプで、いわゆる学校秀才とは別であったから、皓星社に来る前に勤めていた会社では、編集者には不向きだと見られていた節もあった。その能登が著しい成長をみせたのは、ハンセン病の作家たちと出会ってからだった。また栗生楽泉園の詩の選者をしていた村松武司との出会いにも大きな影響を受けた。

一九八九年十月、作家の井上光晴が主宰する雑誌「兄弟」の第二号に能登は「隔離の園の子どもたち―ハンセン病患者児童の作品を読む」という百枚ほどの文章を寄せている。この雑誌は残念なことに井上光晴の死によって二号で中断し、能登の作品も未完となったが、この作品は藤田省三が高く評価してくれたことを人づてに聞いた。

一九八八年ころから明石海人の全集を企画し、その取材のために長島愛生園をたびたび訪問している。海人は自身の短歌に推敲を重ね同じ歌でも細部を彫琢しながら繰り返し発表していることで知られる。発表した短歌をすべて時系列で収録することで推敲のあとをたどることができるようにしようというのが編集方針だった。長島に何度も通い園誌「愛生」をすべて通読した。長島滞在は延べ三ヶ月にも及んだ。


その中で子どもの作品と出会う。子どもの頃から、病弱だった能登にとっては格別の意味を持ったものと思う。彼女は、子どもの作品をひとつ残らず集めるという意気込みで収集をし、読み込んだ。そのことを示すエピソードがある。後日、入所者との懇談のなかである人が昔話をするのを聞いていた能登が、その入所者に向かって「あなたは〇〇さんではありませんか?」といった。それはその入所者の子どもの頃の名前だった。ある子どもの作品と入所者の話が同じだというのだ。書いたことすら忘れていた本人も驚いたが周りもびっくりして、能登への信頼はゆるぎないものとなっていった。後に子どもの作品は、能登の強い主張によって『全集』の中に独立した一巻(第十巻・児童編)となって異彩を放ち、当時の「天声人語」(朝日新聞)「編集手帳」(読売新聞)などで取り上げられた。

『海人全集』は、一九九三年に全三巻として刊行された。

前述したように一九八〇年代の半ばころ、新聞紙上で「われわれの文学全集が欲しい」という、ハンセン病患者作家・島比呂志さんの一文を目にして「よし、やってやろう」と思った。ハンセン病作家では、北条民雄、歌人に明石海人、俳句では村越化石など一般の文壇・歌壇等でも一家をなす人がいてさらにその層は厚いといわれていたが、ではその全貌はというと必ずしも明らかではなかった。そこで、まず、全国の療養所の作家たちの著作目録を作ることから作業は始まった。この目録の作成から能登はひとりでこつこつと取り組んだ。現在のように「国立ハンセン病資料館」もなく、全国に散らばるハンセン病療養所の資料から目録を作成することは、何年もかかる仕事になりそうだった。そういう中で「ハンセン病図書館」（多磨全生園）をつくった山下道輔さんや「神谷書庫」（長島愛生園）を守る双見美智子さん、宇佐美治さん、島田等さんなど、自分たちの資料は自分たちで収集管理しようとする入所者の交流も始まった。

一九九三年、共通の師であり能登の誰よりも理解者であった村松武司がなくなった。われわれは、全集の刊行を急ごうと話し合った。それでも鶴見俊輔・加賀乙彦さん。に編集委員をお願いして第一回の編集会議を開いたのは二〇〇〇年になってからだった。その席上で、これまでの能登の作業に対し、加賀、鶴見の両氏は、非常に高く評価してこう語っている。鶴見さんは「いい編集者を得た」と二度繰り返した。（「編集部」とあるのは能登のことである）

加賀・そうなんだな。（資料で配った、「『ハンセン病文学全集』単行本リスト」と「『ハンセン病文学全集』ジャンル別 収録作品候補リスト」の二つのリストをさしながら）このね、二つはどういうふうに違うんですか。

編集部・「『ハンセン病文学全集』単行本リスト」は、「『ハンセン病文学全集』ジャン

ル別 収録作品候補リスト」の前段階のものです。それで、こちらの作品がいいというようなことがもしあった場合には、もう一度こちらに戻れるかなというような感じで。一応、刊行されたものにはひととおり目を通したと思うのですが、まだ目配り足りないものがあります。

加賀・なるほど。そういう二段階なのね。非常に懐深く集めたということですね。これ全部、能登さん一人でやったの。

編集部・はい、鶴見先生と御相談しながらやりました。

鶴見・つまり、いい編集者を得たっていうことは確かなんです。

加賀・だってこれは普通大変ですよこの作業。

鶴見・そう、いい編集者を得たっていうことは確か。

しかし、この後、『ハンセン病文学全集』第七回配本を刊行したところで体調の不良を訴えやむなく休職することになったが、二〇一〇年十月から、体調が回復し復帰してきた。十二月のその日まで一日も休まず、「仕事が楽しい」「長いブランクがあったから体に気をつけてあと十年がんばりたい」といっていたが、暮れになって、再び体調不良を訴え、二十五日に胃カメラを飲んだ。その結果は「大変きれいだった」と明るい声で電話してきたが、同時に検査した腫瘍マーカーの値が高く、精密検査をすることになった。

『全集』完結を理由に「出版梓会新聞社学芸文化賞」という小さな賞を受賞することになっていて、二〇一一年一月十八日の授賞式に出席し、翌十九日に東京女子医大病院に検査入院した。検査の結果は、胆管由来の肝臓がんで、すでに手術のできる段階ではなかった。

しかし、能登は「必ず元気になる」と希望を捨てずに苦しい抗がん剤の投与も自ら望み、けなげに闘病したが、日に日に体は衰え、三月七日早朝息を引き取った。

「あと十年」がかなわず、悔しかっただろうが、大きな仕事を完結させて満足していると思いたい。


能登のハンセン病回復者作家冬敏之への追悼文の末尾の部分。同じ思いで再録する。

ただ、
わすれさせてなるものか。
そう言いたいの。

わすれさせてなるものか。
そう思うんだ。
またね。冬さん。
またね。
またな。能登さん。

「トスキナア」第13号（二〇一一年五月）掲載の追悼文に加筆した。

増補版への追記　今回の刊行に際してはＷＥＢ上に残っていた『編集日誌』を追録した。読み直して鶴見さんの「予言」に愕然とするとともに「矢を抜こう」としなかった自責の念が今更しきりである。

能登恵美子 略歴

1961年3月29日　能登帝雄、貞子の長女として東京都豊島区に生まれる。

1963年2月13日　妹・明美誕生。

練馬区立中村小学校・中村中学校を経て、1979年豊南高等学校卒業。

卒業後は、アルバイトをしながらギター教室に通う。

1980年4月　高田馬場にあった日本児童文化専門学院第一期生として入学。創設者池田希氏によれば、出願したのも一番だったという。

教員に詩人の井出則雄、児童文学者の安藤美紀夫、大石真、藤田のぼる氏らがいた。

1983年3月卒業。いくつかの出版関係のアルバイトをへて、1985年皓星社入社。

『海人全集』(1993年)『ハンセン病文学全集』(2002年～2010年)などの編集を担当。

2011年1月18日『ハンセン病文学全集』出版により第7回出版梓会新聞社学芸文化賞。

2011年3月7日　東京女子医大病院で逝去。享年49。

増補　射こまれた矢　能登恵美子 遺稿集

2012年3月7日　初版発行
2021年3月7日　増補版発行

発行者　晴山生菜
発行所　株式会社 皓星社
〒101-0051 東京都千代田区神田神保町 3-10宝栄ビル 6階
TEL：03-6272-9330　FAX：03-6272-9921
URL http://www.libro-koseisha.co.jp
E-mail：book-order@libro-koseisha.co.jp
郵便振替　00130-6-24639
印刷・製本　精文堂印刷株式会社

ISBN978-4-7744-0744-9 C0095